Cervello e pandemia: Una Prospettiva Attuale

Juan Moisés de la Serna Tuya

Marcos Altable Pérez

Mª Esther Gómez Rubio

Traduzione italiana Simona Ingiaimo

Tektime Editore

2021

"Cervello e pandemia: Una Prospettiva Attuale"
Scritto da: Juan Moisés de la Serna Tuya, Marcos Altable Pérez e Mª Esther Gómez Rubio
Traduzione italiana Simona Ingiaimo
1ª edizione: agosto 2021

Distribuito da Tektime
https://www.traduzionelibri.it

Prefazione

Sebbene la principale preoccupazione relativa al COVID-19 riguardasse le sue conseguenze, soprattutto in termini di problemi respiratori, i progressi nella conoscenza di questa malattia hanno permesso di capire come i suoi effetti si estendono oltre i polmoni, e possono raggiungere ed influenzare il sistema nervoso.

Questo testo affronta le conseguenze che il COVID-19 ha nel cervello, da una doppia prospettiva: la prima, la prospettiva della neurologia, in cui le conseguenze della malattia sono considerate neuronali, come presentato dal dottor Marcos Altable Pérez, neurologo e fondatore di Neuroceuta a Ceuta. La seconda, la prospettiva della neuropsicologia, dove si approfondiscono i vari processi cognitivi che sono stati coinvolti in questa pandemia.

Allo stesso modo, il testo contiene l'eccezionale testimonianza della dottoressa Mª Esther Gómez Rubio, Psicologa Clinica e Neuropsicologa, specialista dell’area dell’Ospedale Nazionale per Paraplegici (SESCAM), che ci racconta la sua esperienza nei momenti più complicati della pandemia.

Riguardo agli Autori:

Dr. Marcos Altable Pérez, laureato in Medicina, specialista in Neurologia, Master in Neurologia e Neurosviluppo Pediatrico e Master in Neuropsicologia. Ha effettuato molteplici pubblicazioni in vari spazi (riviste scientifiche e congressi nazionali e internazionali, giornali, pagine web, capitoli di libri, ecc.) e combina la pratica clinica a Ceuta con lo studio e l'aggiornamento continuo in Neurologia, Neuropediatria e Neuropsicologia.

Dr. Juan Moisés de la Serna, Dottore in Psicologia, Master in Neuroscienze e Biologia Comportamentale, Specialista in Ipnosi Clinica, direttore dei corsi post-laurea presso l'Università Tecnologica TECH e presso l'Università Europea Miguel de Cervantes. Insegnante post-laurea e direttore del TFM presso l'Università Internazionale di La Rioja e presso l'Università Internazionale di Valencia.

Dr.ssa Mª Esther Gómez Rubio, Psicologa Specialista in Psicologia Clinica, Laureata in Filosofia e Scienze dell'Educazione (sezione Filosofia), Laurea Magistrale in Neuropsicologia Cognitiva, Laurea Magistrale in Psicopatologia e Salute, Laurea Magistrale in Modifica del Comportamento, Specialista Facoltativa nell'area Ospedaliera Nazionale dei Paraplegici (SESCAM). Laureata in Filosofia presso l'UCM, Psicologa specializzata in Psicologia Clinica UNED, PIR Ospedale de la Princesa (Madrid), Laurea Magistrale in Psicopatologia e Salute UNED, Laurea Magistrale in Modifica Comportamentale UNED, Laurea Magistrale in Neuropsicologia Cognitiva UCM e FEA SESCAM, personale aggiunto dell'Ospedale Nazionale dei Paraplegici.

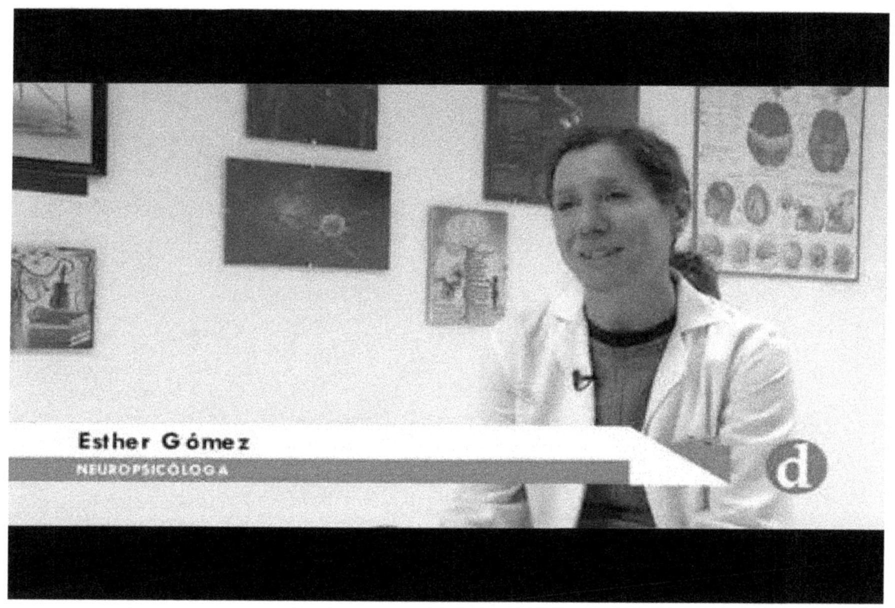

https://youtu.be/CDDDsNGV0Eg

ÍNDICE

Capitolo 1. Introduzione allo studio del Cervello

La ricerca sul cervello è stata una costante nel mondo della scienza. Vi sono tracce sin dai tempi degli antichi egizi, che hanno lasciato tracce di trapanazioni al cranio, che hanno effettuato per "liberare" il paziente dai suoi problemi, una pratica che è stata mantenuta fino allo sviluppo della medicina come scienza (Collado-Vázquez & Carrillo, 2014).

I primi studi anatomico-descrittivi sui cervelli post mortem, hanno permesso di differenziare lobi, solchi e fessure cerebrali a livello della corteccia e di identificare strutture sottocorticali, che erano visibili nonostante le dimensioni ridotte di alcuni.

Lo sviluppo del microscopio ha permesso la nascita dell'istologia, nota anche come anatomia microscopica, dove nel tempo si iniziano ad osservare le cellule cerebrali, per classificarle successivamente e stabilire le regioni in cui si trovano più frequentemente. Grazie alla colorazione e ai contrasti come, ad esempio, con il cloruro d'oro o il cromato d'argento, è stato possibile delimitare la struttura degli strati e al loro interno le forme dei neuroni.

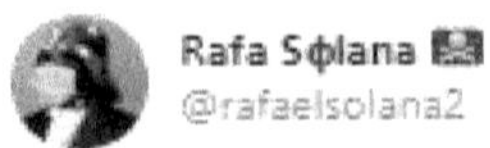

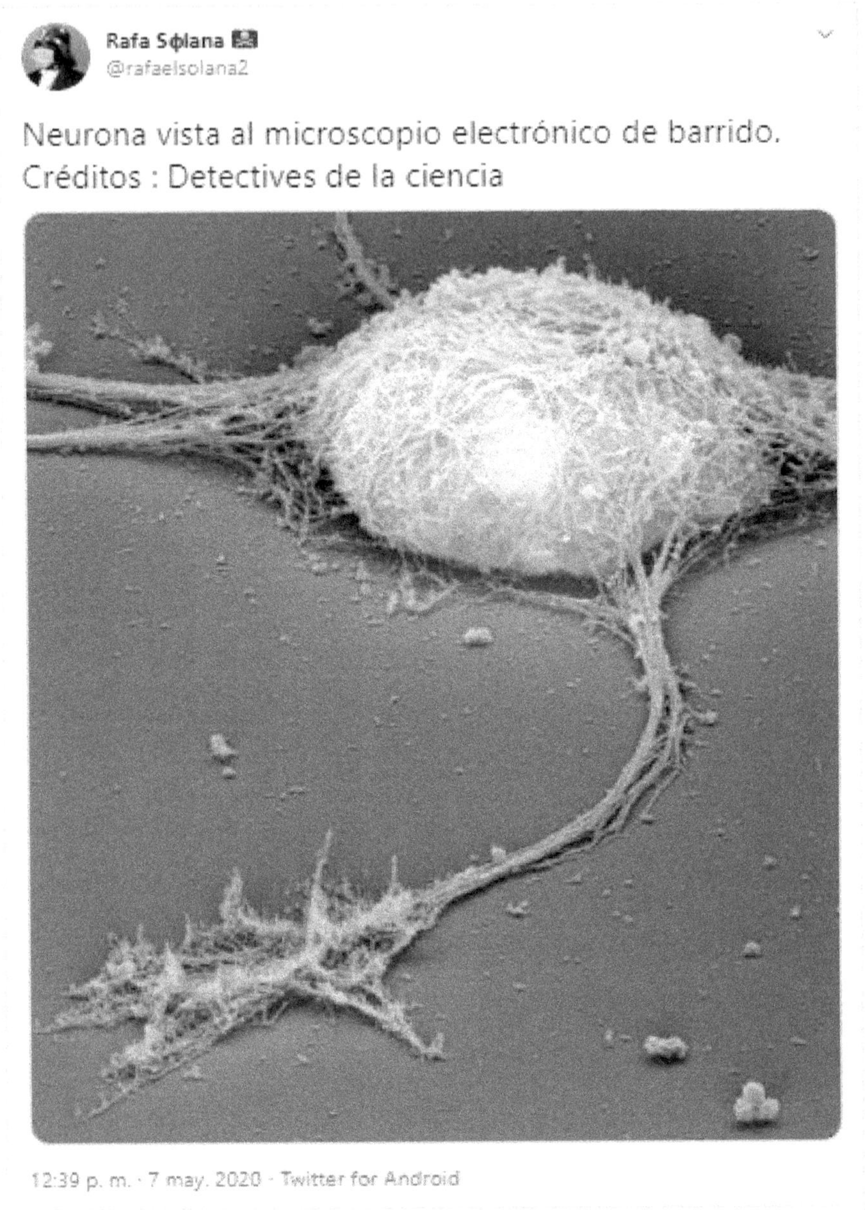
Rafa Sφlana
@rafaelsolana2
Neurona vista al microscopio electrónico de barrido.
Créditos : Detectives de la ciencia
12:39 p. m. · 7 may. 2020 · Twitter for Android

Immagine 1 Tweet Neurone al Microscopio Elettronico

Traduzione Immagine 1: Neurone visto al microscopio elettronico a scansione.

Risorsa: Detective della scienza

Attualmente, i microscopi elettronici, che hanno una risoluzione cinquemila volte maggiore dei microscopi ottici, hanno permesso di osservare i mitocondri, l'apparato di Golgi e le altre strutture interne dei neuroni, nonché le proteine (@ rafaelsolana2, 2020) (vedi Immagine 1).

Va chiarito che, oggi, è abbastanza comune parlare di neuroscienze e cervello, ma non è sempre stato così, perché è un campo di conoscenza emerso relativamente di recente. Tuttavia, in senso stretto, non è possibile affermare che esiste una neuroscienza in quanto tale, bensì essa è un insieme di contributi provenienti da molti rami del sapere, che alimentano e compongono il corpo delle neuroscienze. Quindi, se si tiene conto del suo oggetto di studio, del sistema nervoso e della sua attività, si può affermare che essa comprende sia l'anatomia che la biochimica, ma anche la genetica e la psicologia.

Sebbene, inizialmente nasca come specializzazione della medicina, dalle analisi anatomofisiologiche del sistema nervoso, oggi sarebbe impossibile separarla da tutti i contributi che ha ricevuto da altre aree di conoscenza.

Allo stesso modo, le neuroscienze non serviranno solo a spiegare come funziona il sistema nervoso e il suo organo più importante, il cervello, ma si occuperanno anche di più sottozone, come, per esempio, il neuromarketing, la neuroeconomia (Terán & López-Pascual, 2019), la neurofarmacologia, la neuropsicologia, la neuroanatomia o la neurolinguistica.

L'importanza di questo campo di studio sta nel fatto che, grazie a tutto questo, è possibile sapere in modo più chiaro come funziona una persona e come funziona una società, nonché quando si affrontano disturbi dello sviluppo importanti, come il Disturbo dello Spettro Autistico o le malattie neurodegenerative come la Malattia di Alzheimer.

Un campo di conoscenza a cui partecipano ricercatori di tutti i paesi del mondo, che giorno dopo giorno offrono nuove informazioni, ponendosi nuovi interrogativi, al fine di comprendere l'organo più complesso del corpo umano, il cervello.

Ad esempio, in uno studio attuato per comprendere la questione dello sviluppo di persone dotate o di persone con elevate capacità, sembra essere un po' lontano dall'interesse della società, più sensibile ad altri problemi, comprendendo che i "più intelligenti" saranno in grado di "sopravvivere" e "cavarsela" da soli. Quindi ci si concentra sui bisogni speciali di coloro che "realmente" ne hanno bisogno, in modo che possano raggiungere lo stesso livello degli altri, e migliorare il più possibile.

D'altra parte, ci sono società che hanno a cuore questo gruppo, che stabiliscono politiche volte alla diagnosi precoce e alla formazione specifica, per migliorare le proprie capacità. La società non fa altro che investire sul proprio futuro, sapendo che queste persone sono quelle che domani saranno in grado di risolvere i problemi che sorgono, contribuendo a nuovi progressi e scoperte.

Esistono due concezioni che sono basate su diversi approcci all'intelligenza, la prima ne spiega una più biologica, dove si presume che data una dotazione genetica, la persona l'avrà per tutta la vita, e questo "faciliterà" il suo sviluppo.

D'altra parte, la seconda, senza rifiutare la dotazione genetica, concepisce che si debba lavorare attraverso lo sforzo e la pratica per poter sviluppare al massimo le proprie capacità, il che permetterà alla persona di essere un "grande" medico, musicista o scienziato, ma le persone dotate hanno cervelli diversi?

Questo è quanto hanno cercato di scoprire con uno studio realizzato con la partecipazione dell'Istituto di Ricerca Biomedica August Pi i Sunyer (IDIBAPS), con la scuola Oms e Prat, con la Fondazione Catalogna, con la Fondazione Oms, con il Centro di Diagnostica per Immagini della Clinica Ospedaliera, con il Gruppo di Elaborazione di Dati e Segnali e con il gruppo di Ricerca in Digital Care dell'Università di Vic, insieme all'Istituto di Neuroscienze e al Dipartimento di Psicologia Clinica e

Psicobiologia dell'Università di Barcellona (Spagna) e all'Unità di Mappatura del Cervello del Dipartimento di Psichiatria dell'Università di Cambridge (Inghilterra) (Solé-Casals et al., 2019) .

Allo studio hanno partecipato 29 bambini con un'età media di 12 anni, 15 dotati di Q.I. maggiore di 145 con percentili superiori al 90% nella memoria, nell'atteggiamento di ragionamento spaziale, numerico, astratto e verbale. Il resto funge da gruppo di controllo con Q.I. fino a 126, valutati utilizzando la Wechsler Intelligence Scale for Children (Wechsler, 2012).

Tutti i bambini sono stati sottoposti ad una risonanza magnetica in stato di riposo, per confrontare le caratteristiche cerebrali di entrambi i gruppi.

I risultati mostrano differenze anatomiche tra i due gruppi eguagliati per età, che, nel caso delle persone dotate, contengono strutture con interconnessione globale ed integrate, cioè si produce una concentrazione topologica a livello neuronale che ne aumenta l'efficacia rispetto al gruppo di controllo che ha una distribuzione più ampia e diffusa.

In questo modo, i cervelli dei superdotati non solo eseguono elaborazioni più efficienti in aree specifiche, ma la comunicazione tra queste aree e l'integrazione delle informazioni è anche più veloce ed efficiente, consentendo ad esempio, di avere una maggiore capacità nella memoria di lavoro, la quale richiede la partecipazione di varie regioni per poter seguire e portare a termine un determinato compito.

Tra i limiti dello studio, commento che erano stati inclusi solo i maschi, tralasciando l'analisi del cervello delle ragazze, e che è stato analizzato anche solo il cervello dei destrimani, con la rappresentazione dei destrimani tra le persone superdotate, che era più bassa rispetto alla popolazione generale.

Nonostante quanto detto sopra, lo studio ci consente di capire come le persone meno dotate avranno una maggiore capacità cerebrale di elaborare le informazioni, il che non è necessariamente correlato a migliori risultati accademici.

Sebbene gli autori non commentino "l'origine" di queste differenze, poiché non riescono a valutare il ruolo della genetica o dell'ambiente, è chiaro che spetta al sistema educativo fornire la stimolazione necessaria per sviluppare il potenziale neuronale del bambino.

Lo Sviluppo del Cervello

Lo sviluppo del cervello è geneticamente determinato, in modo che le strutture neuronali siano "ripetute" da umano a umano, il che consente l'identificazione morfologica, sebbene ciò non implichi che i cervelli siano gli stessi, ma sono gli stessi anche la distribuzione in lobi, le aree e le regioni, le scanalature, i tratti o i ventricoli neuronali.

Infatti, i primi studi anatomici del cervello, effettuati post mortem, si sono concentrati proprio sulle somiglianze e sulle differenze di cervelli di persone che avevano sofferto di una qualche patologia, messi a confronto con cervelli sani. In questo modo si è cercato di comprenderne le implicazioni neurali di ogni determinata patologia (Haines, Faaa e Mihailoff, 2019).

Uno dei casi più conosciuti nella storia è quello di Phineas Gage, che ha subito un infortunio sul lavoro in miniera, dove una sbarra con cui stava lavorando gli ha perforato il cranio. Da quel momento in poi il suo comportamento è cambiato diventando irregolare, imprevedibile e anche spericolato.

Lo studio post mortem ha permesso di conoscere le aree colpite, nello specifico il lobo frontale sinistro, che ha permesso di stabilire le prime ipotesi sul ruolo del lobo frontale nel controllo degli impulsi, nel giudizio, nonché nella sua partecipazione ai compiti di pianificazione, di coordinamento, di esecuzione e di supervisione dei comportamenti (Echavarría, 2017).

Attualmente, i progressi nelle tecniche consentono di osservare il cervello e di lavorare dal vivo con determinate funzioni, il che ha permesso di conoscere non solo le aree cerebrali coinvolte, ma anche le vie di comunicazione tra le aree corticali e le aree sottocorticali di determinati processi, sia di tipo più fisiologico che cognitivo. Il tutto applicato al campo della medicina, che consente di confrontare il cervello dei pazienti con il cervello "normale", e quindi consente di determinare a che punto si trova il "problema" in esso, cosa particolarmente importante al momento dell'intervento chirurgico, quando il resto dei trattamenti non ha l'efficacia attesa nel risolvere il "problema".

Le differenze morfologiche o di densità danno indizi ai neurologi sulle patologie di cui può soffrire un determinato paziente, quindi nel caso del morbo di Alzheimer, la microscopia ha permesso di verificare la presenza di placche senili e grovigli neurofibrillari, anche dall'anatomia macroscopica. La perdita di densità delle strutture neuronali e l'allargamento del ventricolo è caratteristico di questa malattia (@evafersua, 2009) (vedi Immagine 2).

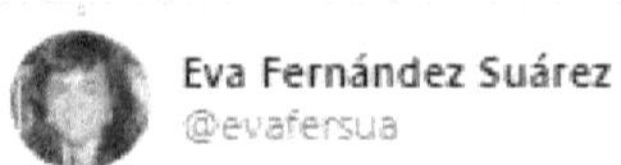

Esta es la imagen del cerebro de un ratón modelado para tener la enfermedad de Alzheimer: en rojo pueden verse las placas tóxicas de proteína amiloide y en marrón los ovillos de proteína tau (marrones).

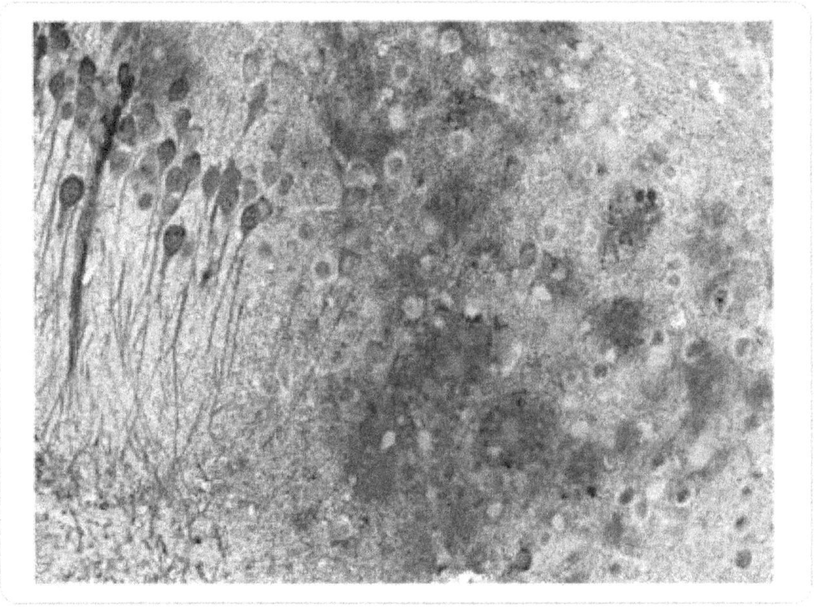

10:54 a. m. · 21 nov. 2018 · Twitter Web Client

Immagine 2 Tweet Cervello con Alzheimer

Traduzione Immagine 2: Questa è l'immagine di un cervello di un ratto modificato con Alzheimer: in rosso si possono osservare le placche tossiche della proteina amiloide e in marrone i grovigli di proteina Tau (marroni).

Sebbene fino a questo momento lo studio del cervello sia stato considerato statico e invariabile nel tempo, quest'idea è lontana dalla realtà. Infatti, nello sviluppo del cervello si possono distinguere due stadi ben definiti, prima e dopo la nascita, e, a differenza di quanto accade in altre specie, il cervello umano al momento della nascita si sta ancora formando ed è incompleto. Questo significa che è meno indipendente e che richiede cure e protezione per un tempo più lungo.

Lo sviluppo neurale è già osservabile a partire dalle quattro settimane di gestazione, da lì inizia un processo accelerato di formazione di nuove cellule, la loro migrazione, la differenziazione e la specializzazione, per poi stabilire successivamente le interconnessioni assoniche tra loro (Portellano, 2000).

Il sistema nervoso si sviluppa dal tubo neuronale dove, intorno alla quarta settimana di gestazione, si divide in tre vescicole del cervello, il romboencefalo, il mesencefalo e il proencefalo.

A cinque settimane di gestazione, le cinque vescicole da cui si svilupperà il cervello si sono già formate, dividendo il romboencefalo in metencefalo (ponte e cervelletto) e mielencefalo (tronco encefalico o bulbo). Il mesencefalo darà origine al peduncolo cerebrale e a quattro collicoli, due superiori legati alla vista e due inferiori legati all'udito. Il proencefalo sarà diviso in due, il diencefalo (talamo, ipotalamo, subtalamo, epitalamo e terzo ventricolo) e il telencefalo (emisferi cerebrali).

A tre mesi di gestazione, il sistema nervoso è già sufficientemente formato per esprimere i primi riflessi di base, come muovere le articolazioni.

A quattro mesi, gli occhi e le orecchie sono già formati e il bambino può reagire a luci e suoni esterni.

A cinque mesi iniziano i primi movimenti controllati.

A sei mesi si verifica un rallentamento nella formazione di nuovi neuroni e invece aumenta il processo di interconnessione tra di loro, formando il primo semplice apprendimento, ad esempio, l'abitudine, dove non vengono più curati gli stimoli ripetitivi.

Nonostante il cervello non finisca di svilupparsi all'interno dell'utero, è stato dimostrato come il bambino sia in grado di catturare le differenze di stimoli, sia visivi che uditivi, e, attraverso questi, gli si può "insegnare".

Tuttavia, si deve comprendere quanto sia limitato il processo, perché i circuiti neuronali non sono consolidati, nonostante nei neonati siano stati osservati alcuni cambiamenti nell'attività elettrica cerebrale a fronte di determinati stimoli presentati mentre sono nell'utero. Quando vengono confrontati i bambini esposti con quelli non esposti a determinati stimoli, si mostra l'apprendimento.

L'Università di Helsinki (Finlandia) (Partanen et al.,

2013) ha condotto uno studio al riguardo, che ha studiato 33 donne in gravidanza, metà delle quali sono state ripetutamente costrette ad ascoltare una pseudo-parola, cioè una parola inventata durante il giorno, che non esiste nella loro lingua, mentre l'altra metà non ha sentito nulla di nuovo.

Dopo la nascita, il bambino è stato valutato utilizzando l'elettroencefalogramma, che valuta l'attività elettrica del cervello. Si è scoperto che i bambini del primo gruppo erano in grado di riconoscere le pseudoparole, il che indicherebbe una certa capacità di apprendimento e memoria. Quindi, da questo studio si afferma l'importanza della stimolazione precoce nello sviluppo cognitivo, anche prima della nascita, durante la gestazione.

Dopo la nascita e grazie alla stimolazione ambientale, c'è un enorme aumento delle connessioni sinaptiche tra i neuroni, raggiungendo la loro massima espressione dopo 6 mesi.

All'anno di vita, il bambino ha quasi il doppio delle connessioni di un adulto, collegando strutture e aree quasi senza alcun tipo di ordine, che andranno perse per mancanza di pratica, grazie al fenomeno dell'apoptosi o morte neuronale programmata. Tutti quei neuroni che non hanno connessioni forti tenderanno a scomparire, trattenendo solo quelli che sono "utili" in base all'esperienza e all'apprendimento, producendo un assottigliamento corticale. Il meccanismo di apoptosi non è esclusivo dei neuroni (@CienciaDelCope, 2020) (vedi Immagine 3).

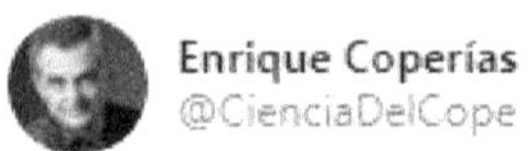

Espectacular imagen tomada con un microscopio electrónico de barrido de partículas del coronavirus SARS-CoV-2 (en rojo) sobre la superficie de una célula en estado de muerte programada (apoptosis) extraída de un paciente con #COVID—19.

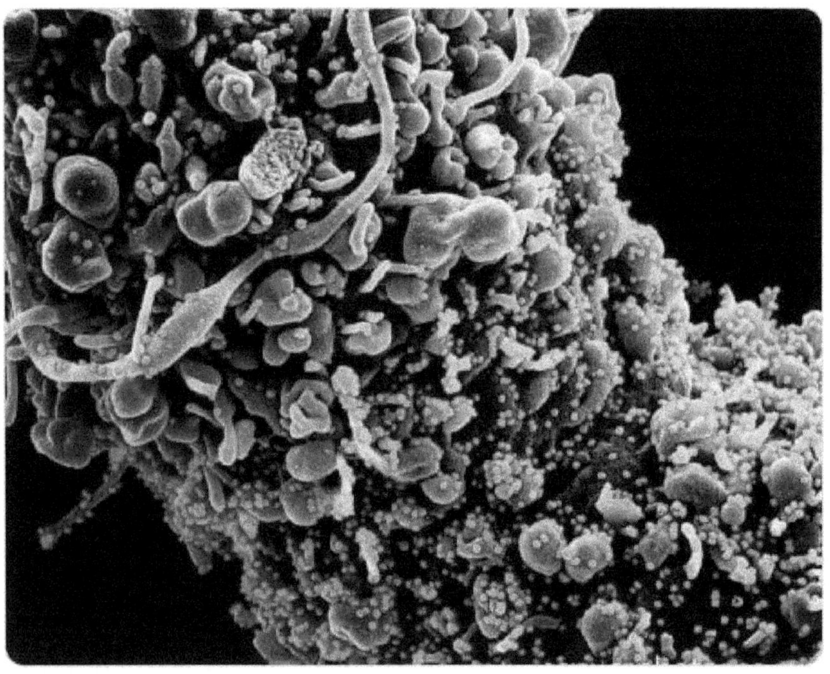

6:53 p. m. · 15 may. 2020 · Twitter Web App

Immagine 3 Tweet Apoptosi per COVID-19

Traduzione Immagine 3: Spettacolare immagine presa da

un microscopio elettronico a scansione di particelle di coronavirus SARS-CoV-2 (in rosso) sopra la superficie di una cellula in stato di morte programmata (apoptosi) estratta da un paziente con #COVID-19.

Tecniche di studio

Per quanto riguarda la classificazione delle tecniche di analisi del cervello per arrivare alla loro comprensione, è possibile distinguere tra tecniche invasive e non invasive. Le prime sono quelle che richiedono un intervento diretto a livello cerebrale, cosa che in passato era una pratica "usuale", ma che viene interrotta ogni giorno per lo sviluppo di tecniche non invasive, evidenziando tra le prime:

- Chirurgia stereotassica, basata sulla mappatura delle strutture cerebrali.

- Elettrocorticogramma, costituito dall'introduzione di elettrodi sotto il cuoio capelluto, per una localizzazione più accurata dell'attività elettrica neuronale.

- Metodi dannosi, in cui una struttura o un'area è parzialmente o totalmente danneggiata per potere studiare l'influenza sul comportamento dell'individuo.

- Stimolazione elettrica, dove vengono trasferiti impulsi deboli che aumentano i segnali dei neuroni vicini all'elettrodo, mostrando schemi comportamentali o quelli delle lesioni.

- Intervento farmacologico, in cui vengono somministrati dei farmaci per controllare gli effetti sul cervello e sul comportamento. Questi possono causare danni chimici selettivi, attraverso l'uso di neurotossine, o influenzare funzioni specifiche, attraverso l'intervento su specifici neurotrasmettitori o recettori.

- Intervento genetico, cioè si tratta di eliminare o sostituire i geni per osservare gli effetti che provocano a livello neuronale e comportamentale.

- Le tecniche non invasive, invece, sono quelle che consentono di fare inferenze attraverso valutazioni, senza la necessità d'intervenire direttamente nel cervello della persona.

- Tomografia assiale computerizzata o scansione cerebrale, che consente di estrarre ai raggi X immagini tridimensionali del cervello in sezioni orizzontali.

- Risonanza magnetica, che fornisce immagini ad alta risoluzione dagli atomi di idrogeno attivati dalla radiofrequenza.

- Risonanza magnetica pesata in diffusione, attraverso la quale è possibile determinare la trattografia a livello cerebrale, potendo ottenere indici quali anisotropia fattoriale e diffusività media.

- Risonanza magnetica funzionale, in cui si osserva la variazione del flusso di ossigeno nel sangue nelle aree attive del cervello.

- Tomografia ad emissione di positroni, in cui l'attività cerebrale viene osservata attraverso un reagente che viene somministrato per via endovenosa.

- Elettroencefalografia, che valuta l'attività elettrica del cervello a livello del cuoio capelluto mediante elettrodi.

- Magnetoencefalografia, che valuta i campi magnetici delle correnti elettriche (@fisicagrel, 2020) (vedi Immagine 4).

Allo stesso modo, si può fare una distinzione tra tecniche cerebrali dirette e indirette: le prime sono quelle che lavorano direttamente con il cervello, utilizzando metodi invasivi o non invasivi, cioè si riferiscono a tutte le tecniche discusse nella sezione precedente.

D'altra parte, le tecniche indirette tengono conto del funzionamento del cervello senza la necessità di osservazione diretta o inferenziale, e non tanto per le strutture cerebrali. Cioè si tratta di studiare le prestazioni in diversi compiti, e attraverso esse è quindi possibile controllarne il funzionamento cognitivo.

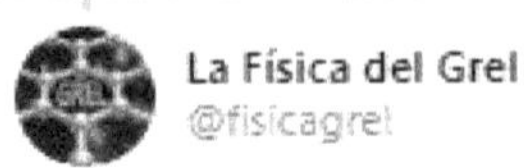

La Física del Grel
@fisicagrel

El efecto Josephson es la base de los SQUIDS (superconducting quantum interference devices), que usamos para medir campos magnéticos muy muy pequeños. Los squids se usan por ejemplo en la magnetoencefalografía, técnica no invasiva que registra la actividad funcional cerebral.

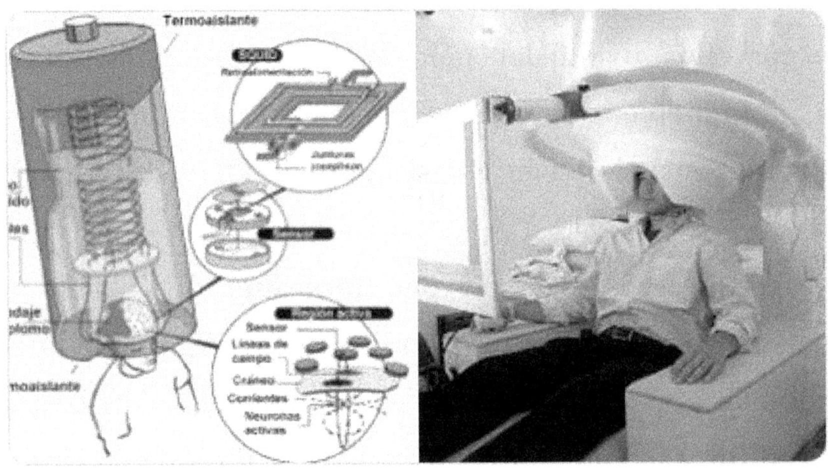

2:51 p. m. · 4 ene. 2019 · Twitter Web Client

Immagine 4 Tweet sulla Magnetoencefalografia

Traduzione Immagine 4: L'effetto Josephson è la base degli SQUIDS (dall'inglese Superconducting Quantum Interference Devices, in italiano Dispositivo Superconduttore ad Interferenza Quantistica), che usiamo per misurare i campi magnetici molto molto piccoli. Gli SQUIDS si usano, per esempio, nella magnetoencefalografia, tecnica non invasiva che registra l'attività funzionale cerebrale.

Valutazioni che diventano essenziali, quando le tecniche dirette non forniscono informazioni chiare al riguardo, come accade nei primi stadi di alcune malattie neurodegenerative, come l'Alzheimer (Ocaña Montoya, Montoya Pedrón, & Bolaño Díaz, 2019).

Alcune di queste tecniche sono generiche, in termini di esplorazione di problemi neurologici, mentre altre cercano di verificare se c'è stato o meno un deterioramento in alcune funzioni cognitive, siano esse attenzione, memoria o linguaggio, come ad esempio con il test di Stroop.

Per quanto riguarda il Test del colore e della parola, va notato che è uno dei test più utilizzati per la rilevazione dei problemi neuropsicologici, dei danni cerebrali e per la valutazione delle interferenze.

D'altro canto, lo Screening del Declino Cognitivo in Psichiatria è un breve test volto a valutare la presenza di deficit cognitivi che si presentano più frequentemente negli adulti con qualche tipo di disturbo psichiatrico: memoria, attenzione, funzioni esecutive e velocità di elaborazione.

Anatomia del cervello

Per affrontare l'argomento del cervello, è necessario capire di quali parti è composto e come funziona. Quindi, la prima cosa da indicare e spiegare è che ci sono termini che vengono usati in modo colloquiale, ma che non sono simili anatomicamente. È per questo che di solito parliamo indistintamente di testa, di cervello o di encefalo, che per qualsiasi altra area è adeguata e corretta, ma all'interno delle neuroscienze è necessario distinguerle. Il cervello è suddiviso in tronco cerebrale, cervelletto, diencefalo e cervello, che insieme al midollo spinale costituiscono il sistema nervoso centrale. Il sistema nervoso periferico, è formato dai nervi e quindi nasce dal primo.

Per quanto riguarda il tronco encefalico, è composto da tre parti: il midollo allungato (dove si regolano la funzione respiratoria, il diametro vascolare e il battito cardiaco, oltre al singhiozzo, la tosse o il vomito); il rigonfiamento (partecipa alla regolazione della respirazione); e il mesencefalo (contiene la sostanza nera e partecipa alla regolazione dell'attività muscolare); 10 paia o nervi cranici lasciano il tronco, fornendo le strutture della testa. La formazione reticolare da parte sua mantiene l'attenzione e la vigilanza.

Il cervelletto è responsabile della coordinazione

motoria fine e grossolana, oltre a partecipare alla postura, all'equilibrio e al tono muscolare.

Il diencefalo si divide in talamo (responsabile dell'integrazione dell'informazione, della coscienza, dell'apprendimento, del controllo emotivo e della memoria) e ipotalamo (regola il comportamento e le emozioni, la temperatura corporea, la sete e la fame, il ritmo circadiano e gli stati di coscienza, la secrezione dell'ormone ipofisario e la regolazione del sistema nervoso autonomo).

Il cervello, è dove si sviluppano le funzioni cognitive, le decisioni consapevoli, l'apprendimento relazionale o il linguaggio.

Per quanto riguarda lo sviluppo della localizzazione delle funzioni, nei bambini, c'è un'attività cerebrale meno localizzata, mentre negli adulti è distribuita tra i due emisferi, poiché l'esperienza specializza in modo graduale le aree ed i circuiti di elaborazione di determinati tipi di informazioni o lo svolgimento di determinate funzioni.

Le aree coinvolte nelle sensazioni sono le prime a maturare, seguono quelle del controllo del movimento, ed infine quelle della progettazione e del coordinamento del sistema.

Sulla base delle strutture "visibili", nel XIX secolo è emerso un movimento che ha cercato di mettere in relazione le sporgenze del cranio con alcune caratteristiche della personalità chiamate frenologia.

Allo stesso modo, gli antecedenti del localizzazionismo hanno dato origine all'idea che la dimensione della testa fosse associata a questa funzione, affermando che un volume cranico maggiore coincidesse con maggiore capacità. Una teoria di cui si è occupata anche la psicologia comparata, una branca dedicata all'analisi delle somiglianze e delle differenze degli esseri umani con altre specie viventi.

Così si è capito che quelle specie con un cranio più grande dovrebbero essere più preparate e adattate ai loro ambienti, a causa, per esempio, della facilità nei processi di attenzione, di percezione o di mnemonica.

Tutto questo sembrava essere confermato nell'aspetto, a causa dell'evoluzione dei resti ossei degli antenati dell'uomo, che indicavano chiaramente un aumento delle dimensioni del cranio, dall'Australopithecus all'Homo Sapiens, in quella che è stata chiamata encefalizzazione (Cofran, 2019).

Estrapolando questa visione al mondo animale, si è giunti a considerare che le specie con un cranio più grande di quello umano, dovrebbero avere capacità o abilità maggiori di questa, come nel caso di animali come l'elefante, considerato il mammifero terrestre con il cervello più grande, tenendo conto del coefficiente di encefalizzazione (@errezam, 2020) (vedi Immagine 5).

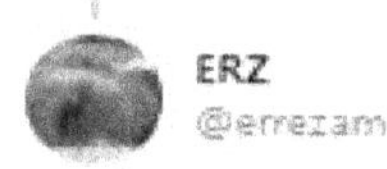

ERZ
@errezam

Basta ver que su coeficiente de encefalización está por debajo de la línea de tendencia, lo que quiere decir que, en promedio en el reino animal, para el tamaño de cuerpo que tienen, los leones tienen un cerebro pequeño.

#eltamañosiimporta

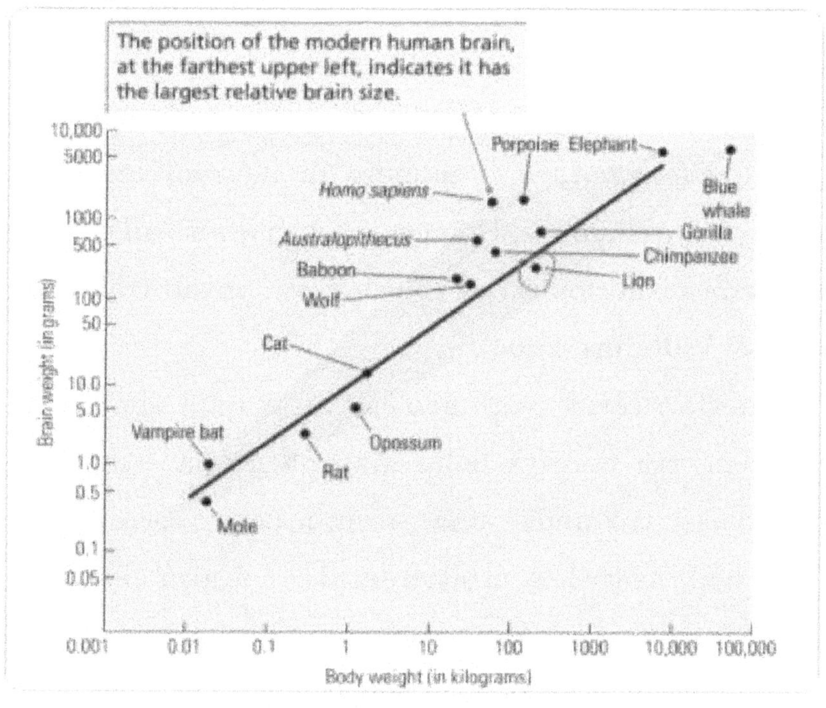

8:42 p. m. · 24 abr. 2020 · Twitter for iPhone

Immagine 5 Tweet Coefficiente di Encefalizzazione

Traduzione Immagine 5: Basta vedere che il coefficiente di enceflizzazione è sotto la linea di tendenza, cioè, in mezzo al regno animale. I leoni, per la dimensione del loro corpo, hanno un cervello piccolo.

Teoria che è stata parzialmente convalidata, grazie a nuove tecniche non invasive utilizzate dalle neuroscienze, come per esempio, attraverso la registrazione dell'attività elettrica cerebrale, attraverso immagini del tensore di diffusione o attraverso la risonanza magnetica funzionale.

Pertanto, è stato osservato che l'importanza non sta tanto nella dimensione del cranio o del cervello, ma nella densità della corteccia cerebrale, chiamata anche materia grigia, cioè maggiore è il numero di neuroni cerebrali, maggiore è l'intelligenza. Dati contrastati grazie all'utilizzo della tecnica morfometrica basata su voxel (Frangou, Chitins, & Williams, 2004).

In questa ricerca, negli adolescenti è stata dimostrata la relazione tra densità della materia grigia e capacità intellettuale, trovando una significativa correlazione positiva nella corteccia orbitofrontale, nel giro cingolato, nel cervelletto e nel talamo, mentre nel nucleo caudato è stata trovata una correlazione negativa.

Una volta presentate le diverse parti del cervello umano, bisogna chiarire che tutto questo appartiene a quello che è noto come sistema nervoso, il cui sviluppo inizia nel grembo materno, e al momento della nascita non ha ancora finito di formarsi, e necessita di anni per raggiungere lo stato adulto.

Allo stesso modo, occorre fare una distinzione rispetto al termine comunemente usato, il termine testa, che fa riferimento al contenitore del cervello, che è protetto dalle ossa del cranio e dalle meningi (dura madre, aracnoide e pia madre) che fluttuano nel fluido cerebrospinale. È possibile anche fare una distinzione tra:

- la materia grigia (corteccia cerebrale), formata da corpi neuronali e dendriti, dove avviene l'integrazione di informazioni e funzioni cognitive superiori, e assume la forma di nuclei, corteccia e formazione reticolare.
- la materia bianca, formata da fibre nervose mieliniche che interconnettono diverse aree neuronali, acquisendo la forma di tratti, fascicoli e commessure.
- i nuclei striati, all'interno della materia bianca.

Anatomicamente, la corteccia cerebrale è divisa dal solco centrale, lasciando l'emisfero destro da un lato e il sinistro dall'altro, e sotto entrambi si trova il diencefalo, costituito da strutture interne (talamo, subtalamo, ipotalamo, epitalamo, metatalamo e terzo ventricolo) che si collegano con il tronco encefalico (mesencefalo, ponte di Varolio e midollo allungato). Gli emisferi possono essere suddivisi in quattro lobi: frontale, parietale, temporale e occipitale.

Il lobo frontale, situato nella parte frontale del cervello, è dove vengono ricevute "tutte" le informazioni, vengono elaborate e da lì vengono inviate risposte. Esso è associato alle funzioni esecutive, cioè alla capacità di organizzazione, al processo decisionale, alle decisioni e alla supervisione di queste.

Il lobo parietale, situato dietro il lobo frontale, sopra il lobo temporale e davanti al lobo occipitale, è il centro delle informazioni sensoriali. Esso ha un ruolo preminente nel linguaggio e la sua lesione può causare difficoltà nel linguaggio e nel movimento.

Il lobo temporale, situato sotto il lobo occipitale, è coinvolto nei processi linguistici legati all'elaborazione uditiva, partecipa anche ai processi di consolidamento della memoria a lungo termine.

Il lobo occipitale, situato nella parte posteriore del cervello, è dove si trova il centro di elaborazione visiva, dove attraverso i nervi ottici arrivano tutte le informazioni percepite dalla vista, che sono essenziali per la discriminazione dei simboli matematici scritti.

Per quanto riguarda la localizzazione di aspetti come l'attenzione, il linguaggio o la memoria, va notato che, in ognuna di esse sono coinvolte diverse strutture. Se si ha una lesione di uno dei lobi, si avrà la perdita totale o parziale di detta funzione.

Con ciò si abbandona definitivamente la teoria della localizzazione che ha governato per decenni lo studio delle neuroscienze (Arias, 2018), dove si assegnava a ciascuna regione del cervello una determinata funzione psicologica, in modo tale che la lesione di questa impedisse alla persona lo svolgimento di tale funzione.

Attualmente è nota l'esistenza di una qualche specializzazione localizzata, ma quando le regioni che "tradizionalmente" effettuano tale lavorazione, per qualsiasi motivo, non funzionano correttamente, le regioni annesse se ne occupano normalmente. Quindi, si può dire che, le funzioni cognitive sono distribuite nel cervello, e sebbene ci siano centri specializzati per l'elaborazione di determinate informazioni, siano esse uditive, visive, propriocettive...tutto questo verrà poi distribuito per costituire delle tracce di memoria.

Una volta fatta luce sulle strutture e sulle funzioni del cervello, va notato che, prima dello sviluppo tecnologico che ha permesso la conoscenza attuale, e tenendo conto dei limiti del tempo, questa scienza è iniziata con lo studio dei casi post mortem, dove sono state analizzate le strutture danneggiate visibili di persone che hanno mostrato qualche tipo di carenza o problema cognitivo o comportamentale nella vita.

Uno dei casi più riconosciuti nella storia delle

neuroscienze è quello di Phineas Gage (Damasio, 2018), che ha subito un infortunio sul lavoro in una miniera dove lavorava. Sfortunatamente una delle sbarre gli ha perforato il cranio, e da quel momento in poi, il suo comportamento è cambiato, diventando irregolare, imprevedibile e persino spericolato (@ Neuro100cias, 2018) (vedi Immagine 6).

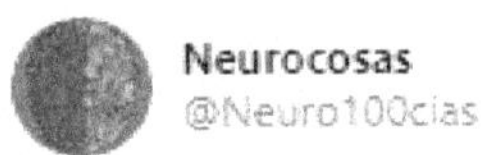

Neurocosas
@Neuro100cias

El extraño caso de Phineas Gage.
Este obrero vio su cabeza atravesada por una barra de hierro de 3 cm de diámetro. A las 10 semanas su función cerebral estaba recuperada casi al 100%, pero su personalidad cambió radicalmente

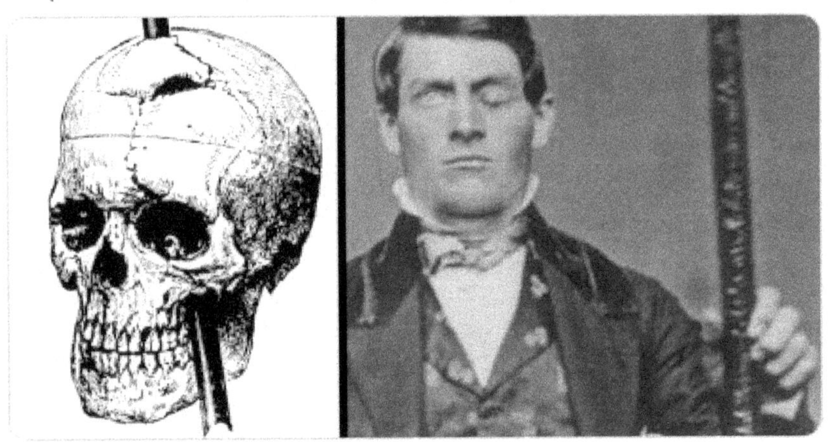

2:04 p. m. · 27 ene. 2018 · Twitter for Android

Imagine 6 Tweet su Phineas Gage

Traduzione Immagine 6: Lo strano caso di Phineas Gage. Una barra di ferro di 3 cm di diametro attraversò la sua testa. Dopo 10 settimane, recuperò la sua funzione cerebrale quasi al 100%, ma la sua personalità cambiò radicalmente.

Lo studio post-mortem ha permesso di conoscere le aree colpite, in particolare il lobo frontale sinistro, che ha permesso di stabilire le prime ipotesi sul ruolo del lobo frontale nel controllo degli impulsi e del giudizio, nonché di dedurne il ruolo preminente nella pianificazione, nel coordinamento, nell'esecuzione e nella supervisione dei comportamenti.

Attualmente, l'avanzamento delle tecniche consente di osservare il cervello lavorando dal vivo prima di determinati compiti, il che ha permesso di conoscere non solo le aree cerebrali coinvolte, ma anche i percorsi di comunicazione tra le aree corticali e sottocorticali di determinati processi, siano essi di tipo più fisiologico o cognitivo, che applicati al campo medico, consentono di confrontare il cervello dei pazienti, con il cervello "normale", e quindi di determinare in ogni caso a che punto sia il "problema". Cosa particolarmente importante al momento dell'intervento, quando gli altri trattamenti non hanno avuto l'efficacia attesa per la loro risoluzione.

Oggigiorno, la conoscenza scientifica si ottiene con tecniche come la risonanza magnetica funzionale o l'elettroencefalografia, cioè tecniche non invasive che danno informazioni su ciò che sta accadendo all'interno della testa, ma senza la necessità di “aprire” o “attendere” l'analisi post-mortem.

Capitolo 2. Contestualizzare la Pandemia

Prima di approfondire l'impatto neuropsicologico del COVID-19, questo lavoro deve essere contestualizzato nel quadro di una pandemia che colpisce a livello globale e senza precedenti nella storia moderna, che ha dato filo da torcere a tutti sistemi dei servizi sanitari, man mano che ha colpito la popolazione.

Nonostante le sue conseguenze in Cina, dove tutto è iniziato, i governi hanno iniziato a prendere le misure del caso soltanto quando si sono registrati i primi casi nel territorio stesso.

Una cronologia che è appena iniziata a inizio anno 2020 e che sta interessando sempre più Paesi, importando i primi casi di cittadini delle zone colpite, che hanno inconsapevolmente diffuso il virus nel mondo.

Una situazione in cui i governi hanno adottato misure diverse, ma che nella maggior parte dei casi, ha comportato il confinamento di gran parte della popolazione, per ridurre la possibilità di diffusione del virus. Quindi, è necessario distinguere tra le conseguenze delle persone colpite dal COVID-19 e coloro che sono state confinate nelle loro case, a volte per mesi.

Informazioni sul COVID-19

Nonostante si tratti di un nuovo virus, si sa già molto sul COVID-19, a cominciare dalla famiglia a cui appartiene e dalle caratteristiche di questo Coronavirus (@OACerebro, 2020) (vedi Immagine 7).

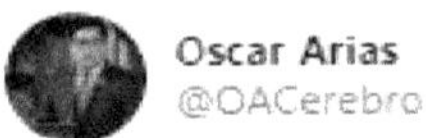

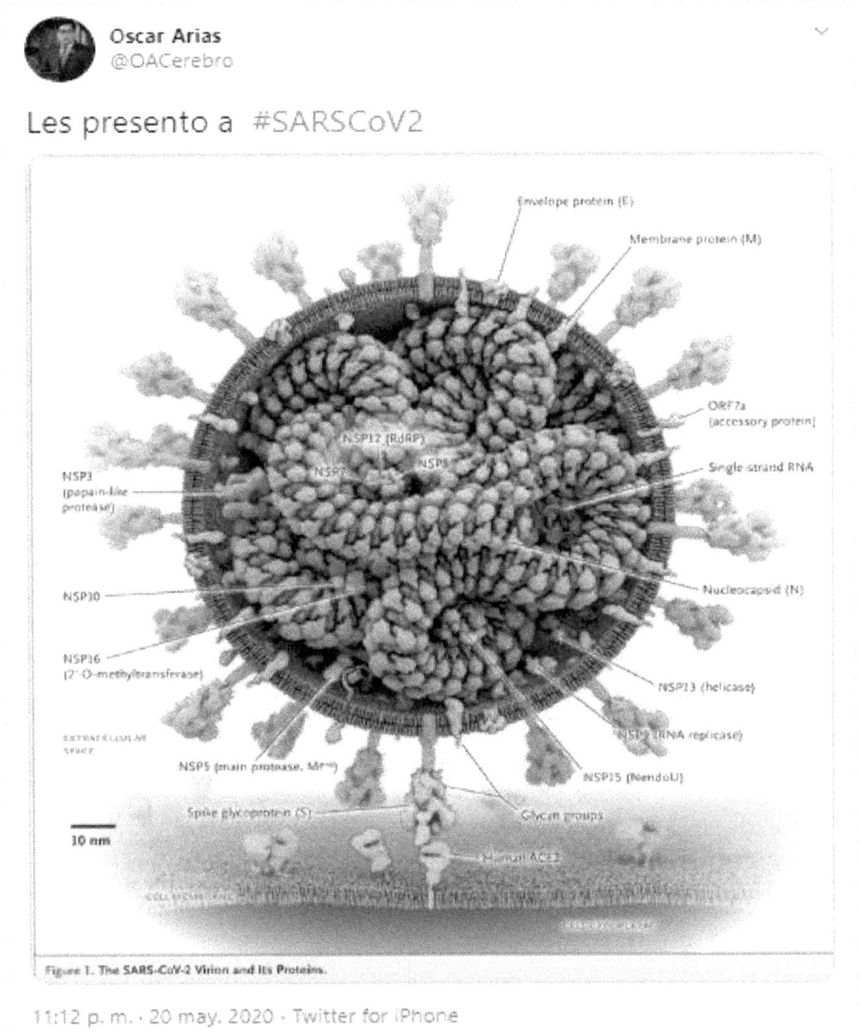
Oscar Arias
@OACerebro
Les presento a #SARSCoV2
Envelope protein (E)
Membrane protein (M)
ORF7a
(accessory protein)
Single-strand RNA
NSP12 (RdRP)
NSP3
(papain-like
protease)
NSP10
Nucleocapsid (N)
NSP16
(2'-O-methyltransferase)
NSP13 (helicase)
NSP15 (NendoU)
Glycan groups
Spike glycoprotein (S)
10 nm
Figure 1. The SARS-CoV-2 Virion and Its Proteins.
11:12 p. m. · 20 may. 2020 · Twitter for iPhone

Immagine 7 Tweet Immagine del COVID.19

Traduzione Immagine 7: Vi presento il #SARSCoV2

Informazioni che sono state scoperte grazie al coinvolgimento di numerosi laboratori di ricerca e università di tutto il mondo. Inoltre, si ha per la prima volta la sequenza genetica del virus liberamente rilasciata dalla Cina come mezzo per stimolare la ricerca di una cura.

Questi due fattori hanno permesso diverse sperimentazioni, attualmente in corso in tutto il mondo, per cercare di contrastare la diffusione e soprattutto cercare di ridurre il tasso di mortalità.

Dalla O.M.S. vengono date risposte, per esempio, cos'è COVID-19, quali sono i sintomi, come si diffonde o qual è il tasso di guarigione e di morte tra le persone infette (O.M.S., 2020).

Nonostante questo, ancora oggi sono in fase di studio vari aspetti per i quali non c'è ancora risposta, soprattutto in relazione ad una cura efficace, sia preventiva che per ridurre le conseguenze della malattia.

A questo proposito, il Centro per la Scienza e l'Ingegneria dei Sistemi della Johns Hopkins University (USA) (Johns Hopkins CSSE, 2020) riporta quotidianamente il numero di casi di persone affette, di decessi e di guariti, numericamente, sia in tutto il mondo che di ciascuno dei paesi.

Pertanto, in data 17 aprile 2020, il numero di persone affette da COVID-19 in tutto il mondo è di 4.664.486 distribuite in 188 paesi, di cui gli Stati Uniti hanno 1.470.199 colpiti, seguiti dalla Russia con 281.752 e dall'Inghilterra con 241.461, la Spagna è al quinto posto con 230.698 casi (vedi Immagine 8).

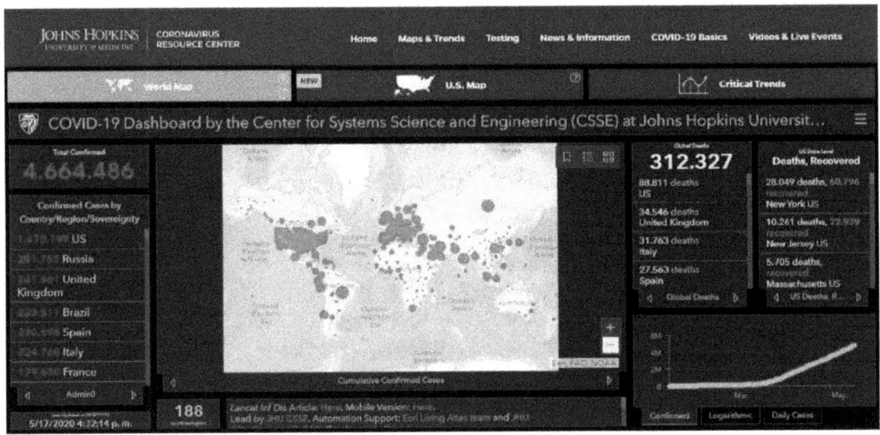

Immagine 8 Casi di persone infette a partire dal 17 aprile 2020

Per quanto riguarda a livello globale, il numero di morti a quella data sono stati 321.327, di cui negli Stati Uniti sono stati 88.811, seguita dall'Inghilterra con 34.546, e l'Italia con 31.763, la Spagna è al quarto posto con 27.563 morti. Infine, rispetto a quelli recuperati a livello globale, sono stati 1.708.062, di cui 268.376 negli USA, seguita dalla Germania con 154.011, la Spagna è al terzo posto con 146.466 casi.

Riguardo i sintomi associati al COVID-19 e visto che le informazioni stanno cambiando a seconda del fatto che si sa di più su questa malattia, verrà esposto ciò che la stessa O.M.S. dichiara nella sezione "Domande e risposte sulla malattia da coronavirus (COVID-19)" del 18 maggio 2020:

"I sintomi più comuni del COVID-19 sono febbre, tosse secca e stanchezza. Altri sintomi meno comuni che colpiscono alcuni pazienti includono dolori e stanchezza, congestione nasale, mal di testa, congiuntivite, mal di gola, diarrea, perdita del gusto o dell'olfatto ed eruzioni cutanee o cambiamenti di colore sulle dita delle mani o dei piedi "(WHO, 2020).

Allo stesso modo, e in relazione a quando richiedere cure mediche a causa dei sintomi associati a COVID-19, viene riportato:

"Le persone di qualsiasi età che hanno la febbre o la tosse e che hanno anche difficoltà a respirare, sentono dolore oppure oppressione al petto, o hanno difficoltà a parlare o a muoversi, devono consultare immediatamente il medico" (O.M.S., 2020).

Il nome COVID-19

Uno dei problemi degli psicologi sociali è ottenere la fedeltà del cliente verso un marchio, che è quello che utilizziamo per identificare una determinata persona, prodotto o azienda.

Normalmente, quando pensiamo a un'azienda come Coca-Cola, McDonald o Ikea, di solito lo facciamo rispetto ai prodotti che vendono. Se guardiamo ad altri marchi come U.P.S., Iberia o Microsoft, lo facciamo sui servizi che offrono.

Questo influenzerà in modo decisivo l'acquisizione del prodotto o del servizio in questione, non solo sulla base dei nostri criteri, ma anche sull'influenza dell'opinione degli altri e dei media attraverso la pubblicità.

Allo stesso modo, quando pensiamo a Stephen Hawking, Barack Obama o Rafael Nadal, non lo facciamo più per prodotti o servizi, se non a causa rispettivamente del loro Personal Branding o marchio personale che hanno sviluppato grazie alle loro carriere scientifiche, politiche o sportive. Cioè, gli aspetti emotivi sono legati al marchio, che può essere collegato a una persona, azienda e persino luogo.

Ebbene, la stessa cosa accade quando è necessario dare un nome alle "disgrazie", come accade quando si tratta di designare i cicloni tropicali, che ogni anno colpiscono gran parte dei Caraibi e del Nord America.

Come riportato dalla World Meteorological Organization (World Meteorological Organization, 2020), questi nomi seguono elenchi prestabiliti che ruotano, lasciando il ricordo di molti degli effetti dell'uragano Katrina nel 2005 o di Ike nel 2008.

Pertanto, in linea di massima, questi nomi non sono legati alla data in cui si verifica, alla violenza o alle zone più colpite, tra queste ci sono nomi in inglese o in spagnolo (ad esempio, rispettivamente, Barry o Gonzalo), maschio o femmina (ad esempio, rispettivamente, Lorenzo o Laura), ma il nome dei cicloni tropicali ha qualche impatto sulla popolazione?

Questo è quanto hanno cercato di scoprire con uno studio svolto dal Dipartimento Amministrazione e Imprese, in collaborazione con il Dipartimento di Psicologia, l'Istituto di Ricerca e Comunicazione e il Laboratorio di Ricerca del Sondaggio di Genere e Donne dell'Università dell'Illinois, insieme al Dipartimento di Statistica dell'Università Statale dell'Arizona (USA) (Jung, Shavitt, Viswanathan e Hilbe, 2014).

Lo studio ha analizzato le conseguenze climatiche degli uragani negli Stati Uniti negli ultimi sei decenni, differenziandole in base a nomi maschili e femminili, scoprendo innanzitutto che quelli con nomi femminili erano stati quelli che avevano portato maggiori effetti distruttivi e morti tra la popolazione.

Va ricordato che l'elenco dei nomi è predeterminato e che la loro assegnazione è consecutiva, quindi a priori non c'è relazione tra il genere del nome e la sua violenza, quindi la cosa più sorprendente dello studio è che hanno mostrato un elenco di nomi di uragani, 5 maschi e 5 femmine a 346 partecipanti, in modo che potessero valutare attraverso una scala di tipo Likert da 1 a 7, fino a che punto considerassero violento ciascuno degli uragani della lista.

I risultati mostrano che gli uragani con nomi maschili tendevano ad essere valutati come più distruttivi di quelli con nomi femminili, indipendentemente dal sesso dei partecipanti.

Questo ci ha permesso di capire perché a volte di fronte alle segnalazioni delle autorità si presta più o meno attenzione in termini di prevenzione, ad esempio semplicemente perché il nome assegnato è maschio o femmina.

D'altra parte, il nome delle malattie in campo sanitario è solitamente indicato con acronimi che sono legati ad alcune caratteristiche identificative del sito, sintomi o conseguenze.

Pertanto, all'interno della famiglia dei coronavirus, ci

sono stati diversi focolai prima, come nel caso di SARS-CoV, emerso in Cina nel 2002, le cui iniziali corrispondono al Coronavirus della Sindrome Respiratoria Acuta Grave e che si riferisce ai suoi sintomi. Il MERS-CoV, emerso in Arabia Saudita nel 2012 e le cui iniziali in inglese si riferiscono al Coronavirus della Sindrome Respiratoria del Medio Oriente, in cui vengono descritti i sintomi e la localizzazione. Il COVID-19 è emerso nel 2019 in Cina, il cui acronimo in inglese fa riferimento alla Malattia da Coronavirus del 2019, senza fare alcuna indicazione sui sintomi o sulla città in cui è manifestato.

Va tenuto presente che, il termine COVID-19 non è stato il primo ad essere utilizzato per questa malattia, bensì è stato un cambiamento introdotto quasi due mesi dopo l'emergere del primo caso segnalato all'OMS, che ha portato ad alcuni a proporre che le motivazioni per modificarlo dovevano incorporare un nome "ufficiale", e avrebbe potuto essere realizzato per evitare conseguenze economiche negative dell'associazione di un tipo di malattia a una regione o popolazione (@radioyskl, 2020) (vedi Immagine 9).

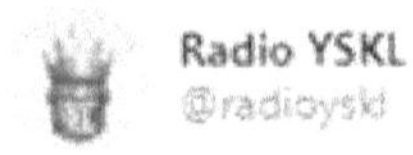

El director de la Organización Mundial de la Salud (OMS), Tedros Adhanom Ghebreyesus, anunció que se cambió el nombre del coronavirus a "COVID-19". Una abreviación de la enfermedad que causó la muerte de más de 1.000 personas.
La primera vacuna "podría estar lista en 18 meses".

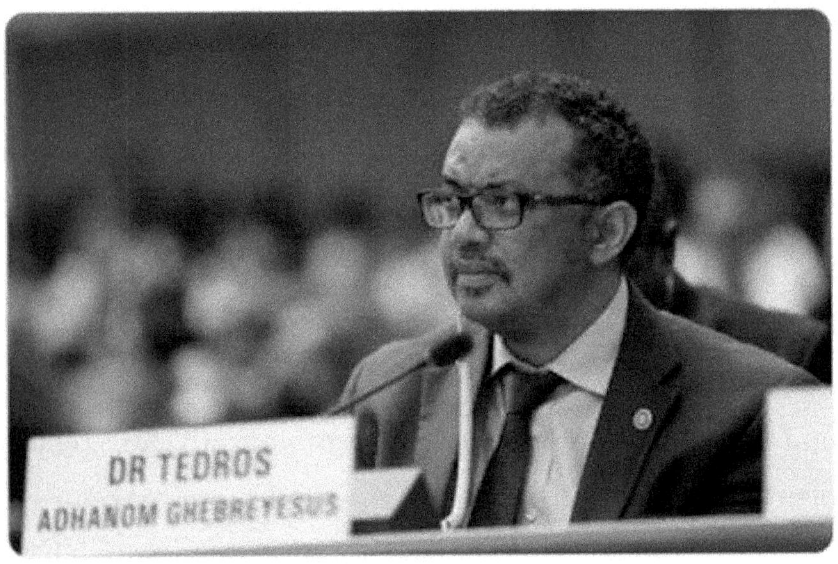

7:22 p. m. · 11 feb. 2020 · Twitter Web App

Immagine 9. Tweet Nome del COVID-19

Traduzione Immagine 9: Il direttore dell'Organizzazione Mondiale della Sanità (OMS), Tedros Adhanom Ghebreyesus, annunciò il cambio del nome del coronavirus a "COVID-19". Un'abbreviazione della malattia che causò la morte di più di 1.000 persone. Il primo vaccino "potrebbe essere pronto entro 18 mesi".

In questo modo, l'obiettivo è eliminare i nomi di "China virus" o "Wuhan virus", termini che puntano direttamente alla fonte dell'infezione.

Una considerazione da fare alla Cina è che si denunciano alcuni operatori sanitari, per non aver avuto con altre popolazioni la stessa considerazione del caso del Coronavirus della Sindrome respiratoria mediorientale.

Nonostante sia stato dato il nome ufficiale di COVID-19, la popolazione ha continuato ad utilizzare i nomi di Virus e soprattutto Coronavirus per conoscere i sintomi, le misure di prevenzione o l'estensione della malattia, sebbene sia ancora presto per capire il motivo per cui il nome ufficiale “non abbia avuto successo".

Va tenuto presente che per creare un nuovo brand e fare in modo che tutti vi aderiscano, è necessario affrontare una serie di variabili, com’è stato analizzato dall'Università di Taylor (Malaysia) (Poon, 2016) con uno studio dove si è cercato di scoprire le motivazioni del successo di alcuni marchi rispetto ad altri. A tal fine, è stato selezionato un elenco di cinquanta prodotti più venduti per l'uso quotidiano, da due principali società di marketing, per verificare gli effetti del marchio.

Dopo aver analizzato i messaggi, gli opuscoli e la pubblicità che vengono diffusi su questi due marchi dai media e dalle reti, è stato riscontrato attraverso l'applicazione dell'analisi testuale e del metodo interpretativo, che questi marchi si basavano su due pilastri per mantenere la fedeltà dei propri clienti.

Il primo è la capacità di generare emozioni positive, e il secondo era quello dell'estetica dell'onestà, cioè sembra che il prodotto serva effettivamente a ciò che indica, mantenendo gli standard di qualità pubblicizzati.

Per quanto riguarda la credibilità dell'OMS, si segnala lo studio condotto dal WIN/Gallup International (O.N.U., 2014), quest'organizzazione insieme all'UNICEF sono le agenzie internazionali più apprezzate a livello mondiale. Tale studio mostra come il 72% degli intervistati abbia avuto buone opinioni su questi organismi.

Pertanto, ci si aspetterebbe che i cittadini adottino gradualmente questo nome, tenendo conto del lasso di tempo intercorso tra l'annuncio del suo nome ufficiale effettuato l'11 febbraio 2020 (vedi Immagine 9), mentre la preoccupazione mondiale è iniziata quasi un mese prima, il 20 gennaio 2020, a sua volta, quasi un mese dopo la segnalazione del primo caso il 31 dicembre 2019.

L'evoluzione della pandemia

Nonostante le circostanze siano recenti e non consentano di analizzare le informazioni con una certa prospettiva, di seguito viene presentata una piccola sequenza di date e dati riguardanti l'attuale pandemia, sottolineando le informazioni sui contagiati e sui confinati, facendo riferimento, prima in modo generale e poi specificamente in Spagna.

Quindi, è da notare che, il nuovo coronavirus 2019 (n-CoV) com'era inizialmente chiamato, noto anche come "virus Cina" o "virus Wuhan", nella provincia cinese dove è iniziato il contagio, secondo le dichiarazioni dell'OMS 11 febbraio 2020, il suo nome ufficiale è COVID-19.

Sebbene il primo caso dichiarato di COVID-19 fosse alla fine di dicembre in Cina, alcune indagini indicano che in precedenza c'erano stati vari casi che non erano stati segnalati all'O.M.S. Allo stesso modo, ci sono state critiche per la tardiva dichiarazione di una pandemia da parte di questa organizzazione fatta lo stesso giorno, l'11 marzo 2020, quando c'erano già più di 1.000.000 di contagiati nel mondo (@radio_angelica, 2020) (vedi Immagine 10).

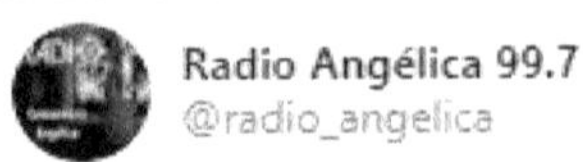

Desde la aparición de primeros casos de coronavirus en diciembre de 2019, pasando por la declaración de pandemia de la OMS hasta superar ampliamente la barrera del millón de infectados, el nuevo SARS-CoV-2 puso en jaque al sistema sanitario global.
radioangelica.com/noticias/coron...

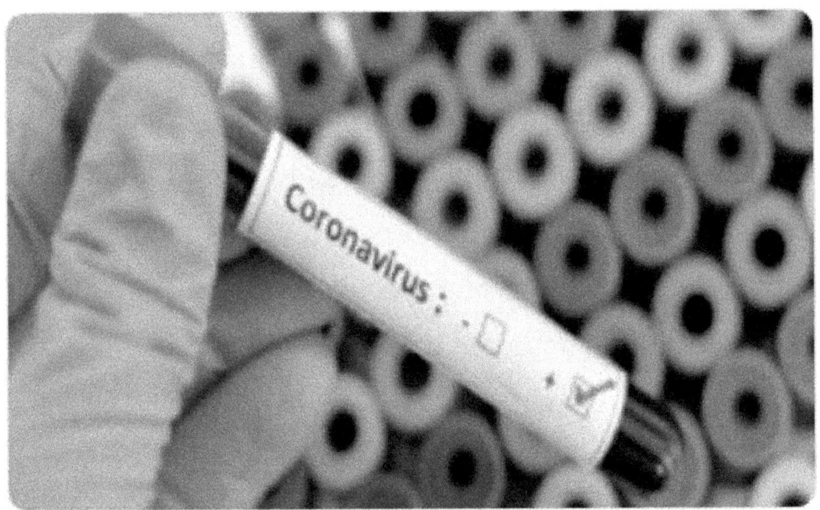

2:24 p. m. · 13 abr. 2020 · Twitter Web App

Immagine 10 Tweet Dichiarazione di Pandemia

Traduzione Immagine 10: Fin dalla comparsa dei primi casi di coronavirus nel dicembre del 2019, la OMS ha dichiarato la pandemia, fino a superare ampiamente la barriera del milione di persone infette, il nuovo SARS-CoV-2 ha messo a rischio il sistema sanitario globale.

Un virus, fino a quel momento sconosciuto, che si è progressivamente diffuso, ma la cui importanza sembrava essere nota solo al personale sanitario, quindi la popolazione fino a quando non ha visto le misure che venivano adottate dai diversi governi, era "calma" confidando nella prosperità del proprio sistema sanitario.

Forse la misura più "drastica" e impopolare adottata a poco a poco dalla maggior parte dei paesi quando le persone infettate dal virus sono state rilevate tra i loro cittadini è stata quella del confinamento a casa quando richiesto, dove la persona deve evitare di uscire per strada e farlo solo in casi giustificati poiché, altrimenti rischia di essere arrestata e portata in prigione, o rischia di essere pesantemente multata.

La pratica del confinamento iniziata per la prima volta in Cina e tra lo stupore del mondo, dove una buona parte della popolazione della provincia di Hubei, e dove Wuhan, la città dov'è avvenuta l'epidemia, era rinchiusa nelle proprie abitazioni.

Una reclusione che ha colpito milioni di cittadini dall'oggi al domani, qualcosa che fino a quel momento sarebbe stato ritenuto impossibile a causa del numero di persone coinvolte, una decisione che è stata adottata il 24 gennaio 2020 (@shildalys, 2020) (vedere l'Immagine 11).

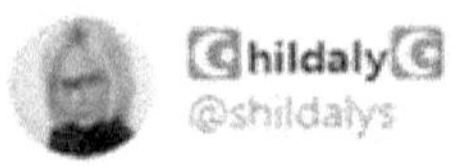

#coronoavirus 24 d enero 2020: #China pone en cuarentena 8 ciudades más en la provincia d Hubei, atrapando a 35 millones de residentes en sus ciudades. Al cierre d esta edición, 2019-nCoV ha matado a 26 pacientes, todos en China. En todo Estados Unidos, 63 casos no confirmados

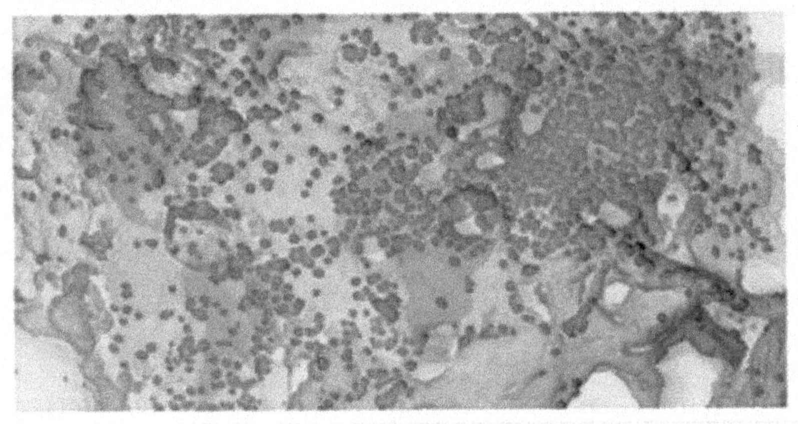

1:35 a. m. · 25 ene. 2020 · Twitter for Android

Immagine 11 Tweet sulla quarantena in Cina

Traduzione Immagine 11: #coronavirus 24 gennaio 2020: #Cina mette in quarantena 8 città in più nella provincia di Hubei, reclusi più di 35 milioni di residenti nelle loro città. Alla chiusura di questa edizione, 2019-nCoV ha ucciso 26 pazienti, tutti in Cina. In tutti gli Stati Uniti, 63 casi non confermati.

Decisione controversa sulla limitazione che suppone rispetto dei diritti individuali di movimento e anche di lavoro, ma che è necessario adottare in tempi di crisi sanitaria, se si considera il bene della collettività, attuata con lo scopo di fermare la diffusione della malattia tra i cittadini.

Aspetto non sempre compreso dalla popolazione che resta confinata, per questo i governi hanno investito milioni in campagne pubblicitarie attraverso i media e social network per "modificare" la visione di questa misura restrittiva, come necessaria in base alle circostanze che si verificano in quel momento.

Dopo la decisione adottata dalla Cina e sulla base del crescente numero di casi che cominciavano ad essere rilevati, l'Italia ha attuato le stesse misure restrittive in termini di movimento in alcune regioni del nord, decisione adottata il 7 Marzo 2020 (@Renzo_Utili, 2020) (vedi Immagine 12).

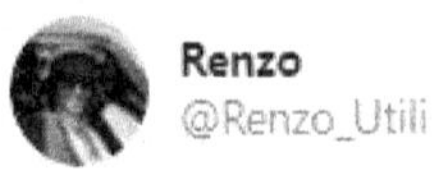

Renzo
@Renzo_Utili

ITALIA aisla en rígida Cuarentena a 16 Millones de personas, nadie podrá salir o entrar solo por motivos muy urgentes: mapa

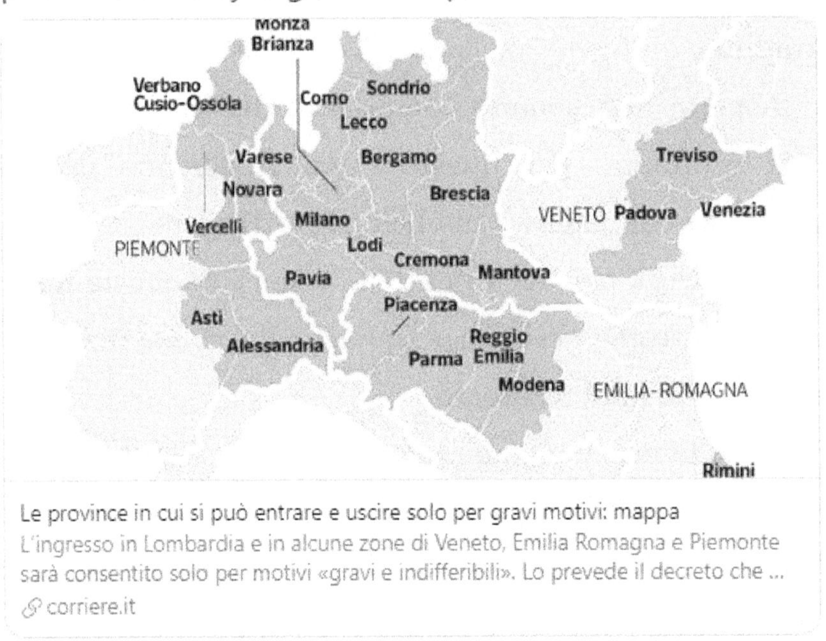

12:52 p. m. · 8 mar. 2020 · Twitter for Android

Immagine 12 Tweet sulla quarantena dell'Italia

Traduzione Immagine 12: L'ITALIA isola in una Quarantena rigida 16 milioni di persone. Nessuno potrà uscire o entrare, solo per motivi urgenti: mappa.

Le misure adottate come il confinamento, sono servite a rallentare l'evoluzione in termini di numero di nuovi contagi, che ha permesso in molte località di prevenire il collasso del sistema sanitario.

Così, con il tasso di crescita della pandemia la Spagna ha avuto il suo picco massimo il 26 marzo 2020, da allora c'è stata una graduale riduzione del numero di persone contagiate, raggiungendo una situazione in cui, a poco a poco, i cittadini possono tornare in strada in un processo chiamato de-escalation (Instituto de Salud Carlos III, 2020) (vedi **Errore! Fonte di riferimento non trovata.**).

Capitolo 3. Cervello e COVID-19

Anche se non è uno degli aspetti più importanti dell'attuale pandemia, incentrati quasi esclusivamente sugli effetti a livello polmonare e, più recentemente, a livello circolatorio, direttamente o indirettamente il cervello è una delle grandi vittime di questa situazione, (Carod Artal, 2020).

Prima di tutto, bisogna fare una distinzione di tre grandi gruppi: i pazienti infetti in maniera più grave, che hanno richiesto il ricovero, e i pazienti infetti asintomatici o con sintomi lievi e quelli che non sono stati contagiati.

C'è da dire che si tratta di una separazione solo a livello didattico, poiché sono ancora in atto alcuni dei test che si stanno utilizzando nella popolazione per distinguere i pazienti asintomatici o non infetti.

Allo stesso modo, va notato che, sebbene la distinzione all'inizio della pandemia fosse tra pazienti infetti e non infetti, poiché si sapeva di più sui pazienti infetti, è stata fatta una distinzione tra pazienti infetti sintomatici, asintomatici e non infetti. Attualmente si distingue tra pazienti infetti con sintomi gravi, con sintomi lievi, asintomatici e non infetti.

Uno degli eventi più eclatanti e drammatici per la popolazione generale è stato quando su Internet sono cominciati a circolare video dalla Cina in cui si vedevano persone morte per strada, mentre i pedoni a volte passavano senza prestar loro attenzione o chiamando la polizia o il personale sanitario per rilevare il corpo (@tvs_encarnacion, 2020) (vedi Immagine 13).

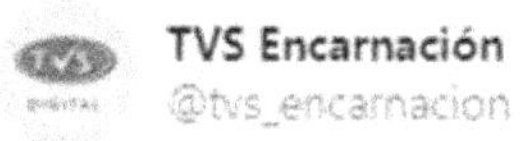

TVS Encarnación
@tvs_encarnacion

Un hombre yace muerto en medio de la calle: la imagen que captura la crisis del coronavirus de Wuhan
tvs.com.py/un-hombre-yace...

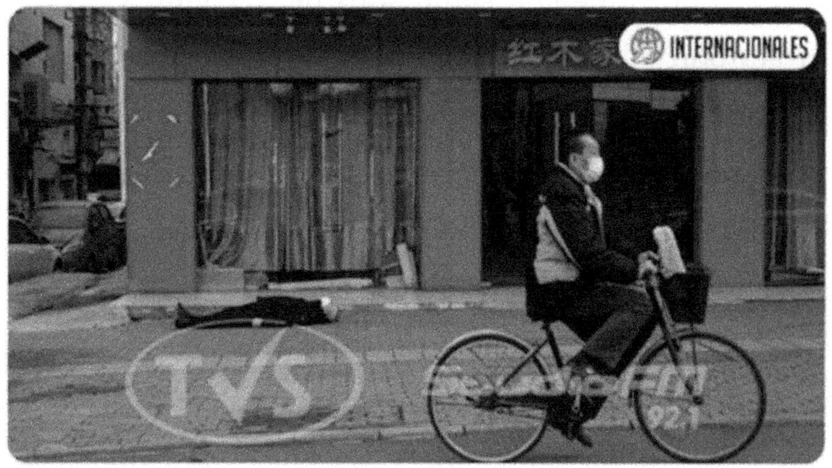

1:13 p. m. · 31 ene. 2020 · WordPress.com

Immagine 13 Tweet Deceduto da COVID-19 per strada
Traduzione Immagine 13: Un uomo giace morto in mezzo ad una strada: l'immagine che mostra la crisi del coronavirus di Wuhan.

Immagini che si sono ripetute in Italia, e in altri paesi, mentre si diffondeva il contagio del virus, che ha dato ad una parte della popolazione la falsa idea che poteva verificarsi una "morte improvvisa" una volta contagiati dal COVID-19. Un'interpretazione senza alcuna base scientifica, che fino ad oggi non aveva una spiegazione convincente.

Va tenuto presente che, nella maggior parte dei casi segnalati, queste persone indossavano una mascherina, ovvero si presume che siano stati dei pazienti COVID-19 con sintomi sufficienti per essere protetti. Va fatta solo eccezione che, in alcuni paesi l'utilizzo della mascherina è obbligatorio per l'intera popolazione, in altri paesi l'utilizzo è consigliato solo per chi ha la tosse e la febbre.

Questo vuol dire che, nel paziente sintomatico, la "morte improvvisa" o almeno in apparenza, potrebbe essere "facilmente" spiegata da un fenomeno di ipossia, cioè mancanza di ossigeno nel cervello, che può essere preceduto da uno stato di confusione. Questo potrebbe spiegare perché la persona stava "vagando" per strada prima di morire.

Evitare l'ipossia è uno dei problemi più gravi per cui si sta lottando nei reparti di terapia intensiva, dove l'effetto del virus impedisce il normale funzionamento della circolazione dell'ossigeno dai bronchi al sangue, un impoverimento che, a causa della mancanza di ossigeno nel cervello, a volte porta molte persone alla morte. Quindi, una parte importante dell'intervento è sicuramente mantenere livelli accettabili di ossigeno nel sangue.

Pertanto, queste persone che sono morte eccezionalmente per strada, sarebbero pazienti sintomatici, in cui l'infezione è avanzata così tanto da impedire letteralmente al cervello di "respirare" non permettendo all'ossigeno di raggiungerlo. Questo provoca la sua asfissia, chiamata ipossia. Dopo alcuni minuti causa la morte neuronale attraverso un processo di necropsia e con esso il cervello e, dopo questo, il resto del corpo.

Una circostanza, quella dell'ipossia, che è più tipica della specialità neonatale, dove durante il parto possono verificarsi complicazioni che portano a una situazione di ipossia nel bambino, che in alcuni casi porterà a sequele per tutta la vita.

Una situazione che può essere esacerbata proprio dal COVID-19, che ha portato all'incorporazione di raccomandazioni al riguardo, indicando che se il bambino soffre di ipossia causata o associata al COVID-19, dovrebbe essere fatto un taglio cesareo d'urgenza (Jankelevich, Lacassie Q., Carolina Carmona, Morales, & Nazar, 2020), ovviamente prendendo precauzioni per evitare il contagio da parte del personale e di altri pazienti. A questo riguardo, sono stati sviluppati una serie di protocolli per la prevenzione in caso di interventi chirurgici (Ti, Ang, Foong e Ng, 2020).

Nel caso degli adulti, non è così frequente che si manifesti l'ipossia, sebbene ci siano delle eccezioni, come nel caso dell'apnea notturna, dove si interrompe il normale ciclo respiratorio che, se non recuperato, può compromettere la vita della persona. Quindi, i pazienti con questa patologia richiedono respiratori, mediante i quali viene aumentata la pressione dell'aria nella gola per mantenere aperte le vie aeree.

Un'altra situazione di ipossia negli adulti è negli aeroplani, dove può verificarsi a causa della riduzione della pressione atmosferica in cabina, che porta ad una parziale diminuzione dell'ossigeno nel sangue, una situazione ipossica che se mantenuta oltre tre minuti può causare danni al sistema nervoso centrale.

Così, dopo cinque minuti di ipossia, il sistema nervoso centrale sarà compromesso quando inizia un processo di morte neuronale che, a seconda della sua estensione, può causare gravi danni cerebrali o la morte della persona.

Per quanto riguarda i tipi di ipossia, questi possono essere classificati come:

- istotossici, con intossicazione da cianato o alcol;
- condizioni polmonari come polmonite o enfisema;
- ipemici, con avvelenamento da monossido di carbonio, abuso di alcol, perdita di sangue o fumo;
- a causa di ristagno, con insufficienza cardiaca, iperventilazione o collasso cardio-respiratorio;
- per altezza o ipossici, se esposto all'altezza o alla perdita di pressione nella cabina.

Va ricordato che, una delle caratteristiche distintive dell'ipossia è che normalmente non è accompagnata da dolore o altri sintomi, quindi può progredire silenziosamente fino a quando la persona non è inabile.

Nonostante quanto sopra, si verificano sintomi cognitivi associati all'ipossia, anche se tra questi ci sono proprio quelli di notare la loro condizione generale, cioè la progressiva perdita di ossigeno nel sangue sarà associata ad una riduzione delle capacità intellettuali come segno precoce di ipossia.

Allo stesso modo, e per quanto riguarda la percezione, ci sarà una progressiva riduzione della sensibilizzazione, nonché dell'acuità visiva e uditiva, oltre all'intorpidimento degli arti.

Nello specifico, c'è un rallentamento del pensiero, con una riduzione della capacità di calcolare e giudicare, con un aumento del tempo di reazione e problemi di memoria associati sia a breve che a lungo termine, così come tremore e mancanza di coordinazione muscolare.

Può presentarsi anche con un aumento della frequenza cardiaca, con un aumento della respirazione profonda, che può portare al collasso del sistema e alla morte della persona.

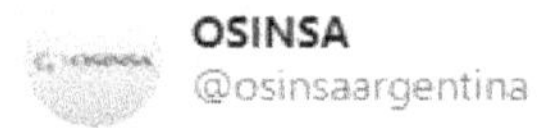

#hipoxia silenciosa en #covid19
Más información en nuestra web:
osinsa.org/2020/05/12/que...

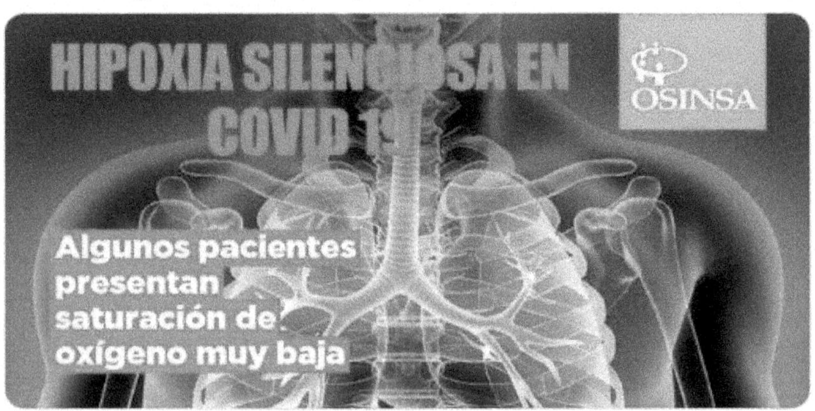

10:47 p. m. · 12 may. 2020 · Twitter Web App

Immagine 14 Tweet Ipossia Silenziosa nel COVID-19

Traduzione Immagine 14: #ipossia silenziosa nel

#covid19. Per maggiori informazioni visita la nostra pagina sul link.

Ipossia Silenziosa nel Covid19

Alcuni pazienti presentano saturazione dell'ossigeno molto bassa

Nel caso specifico di pazienti affetti da COVID-19 è stata segnalata la presenza di ipossia, ma con una caratteristica particolare, ovvero che non genera sensazione di soffocamento o mancanza d'aria nei pazienti come normalmente accade, bensì produce un impoverimento di ossigeno nel sangue ma senza provocare lamentele fino a quando la situazione non è molto grave, chiamata ipossia silenziosa (@osinsaargentina, 2020) (vedi Figura 14). I meccanismi che sono alla base del fatto che il paziente non si accorge di questa mancanza di ossigeno sono ancora oggetto di discussione.

L'ipossia che aggrava i sintomi del COVID-19, può essere diviso in tre stadi:

- Quello iniziale o stadio 1, caratterizzato da malessere generale, con perdita del senso del gusto e dell'olfatto, febbre e dolori muscolari dove non c'è presenza di ipossia.
- Stadio 2, caratterizzato da problemi respiratori inclusa l'ipossia, oltre a stati mentali alterati; al termine di

detta fase si manifesta una notevole ipossia.

- Nello stadio 3, e ultima fase si verificano problemi respiratori acuti insieme alla sindrome da iperinfiammazione sistemica (Feldman, Camal Ruggieri, Cícero, Ceccarelli e Lombardia, 2020).

Nonostante quanto detto sopra, e in relazione alla morte improvvisa, la Società Spagnola di Cardiologia riferisce che dall'inizio della pandemia c'è stata una riduzione delle visite ospedaliere associate a problemi coronarici, con riduzioni delle cure fino ad un 20% rispetto ai periodi precedenti la comparsa del COVID-19 (Rodríguez-Leor et al., 2020). Ciò non implica, come sottolineano, che il numero di problemi cardiovascolari si sia ridotto, ma che le persone tendono a non andare là per questo motivo. La percentuale di casi di morte improvvisa associati a problemi coronarici rimane nella stessa proporzione di prima del COVID-19.

Nonostante le teorie presentate in precedenza, questo aspetto non è ancora chiuso ed è ancora in fase di studio per scoprire le ragioni della morte improvvisa, non escludendo la proposta iniziale che potrebbe essere una delle tante conseguenze di contagio da COVID-19 (@ DrCrissh, 2020) (vedi Immagine 15).

In un articolo pubblicato su Nature (Willyard, 2020) vengono esplorate le diverse opzioni esplicative associate all'infezione del sangue da COVID-19, che includono eruzioni cutanee, cateteri bloccati e morte improvvisa, sebbene il meccanismo sottostante sia ancora da definire, si comprende che la coagulazione possa essere coinvolta insieme all'infiammazione, a cui si possono aggiungere pregresse complicazioni o predisposizioni genetiche.

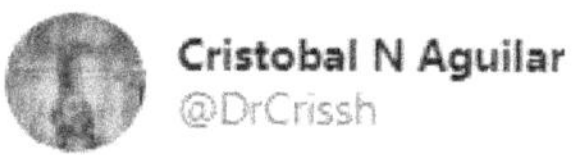

Se inicia la descripción de los mecanismos detrás del "misterio del coágulo sanguíneo del coronavirus - la complicación mortal del COVID-19". Las erupciones púrpuras, las piernas hinchadas, los catéteres obstruidos y la muerte súbita.

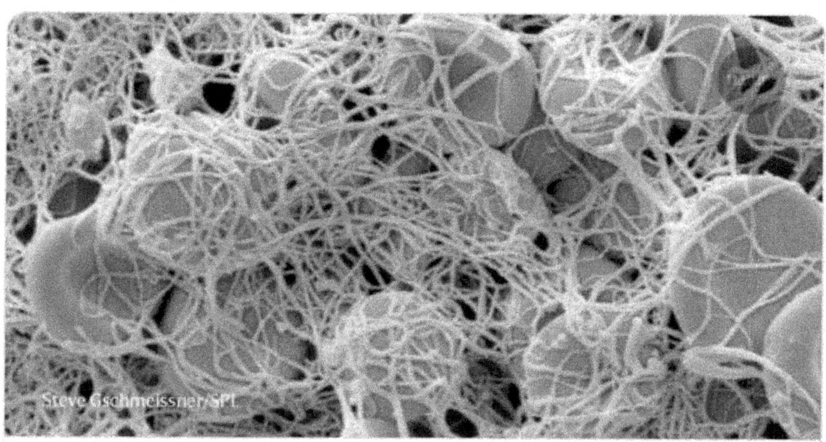

Coronavirus blood-clot mystery intensifies
Research begins to pick apart the mechanisms behind a deadly COVID-19 complication.
nature.com

12:38 a. m. · 13 may. 2020 · Twitter Web App

Immagine 15 Tweet Morte Improvvisa e COVID-19

Traduzione Immagine 15: Si dà inizio ad una descrizione di uno dei meccanismi dietro il "mistero del coagulo di sangue del coronavirus- la complicazione mortale del COVID-19". Le eruzioni color porpora, le caviglie gonfie, i cateteri ostruiti e la morte improvvisa.

Infezione del Sistema Nervoso Centrale (SNC) e COVID-19

Il sistema nervoso centrale (SNC) è vulnerabile ai virus e molti di loro finiscono per raggiungere il cervello, come per esempio, il virus dell'herpes, gli arbovirus, il morbillo, l'influenza (la comune influenza) e l'HIV.

I coronavirus possono agire anche nel SNC, ed è per questo che di fronte a questa pandemia con un numero così elevato di colpiti, ci si poteva aspettare la comparsa di condizioni neurologiche, come in effetti è stato. Infatti, il 36% delle persone affette da COVID-19 presenta manifestazioni neurologiche (Ezpeleta & Garcia, 2020).

I coronavirus possono penetrare nel SNC, colpire sia i neuroni che le cellule gliali che li circondano e li proteggono (una proprietà nota come neurotropismo) e indurre varie patologie neurologiche (neurovirulenza). Per quanto riguarda la somiglianza del COVID-19 con il SARS-CoV-1 (causa dell'epidemia del 2006-2007), si ipotizza che il COVID-19 si accumuli principalmente nell'epitelio nasale (neurotropismo che porterebbe ad anosmia o perdita dell'olfatto) e nel tratto respiratorio inferiore.

La comparsa dei primi sintomi sotto forma di perdita dell'olfatto (anosmia), squilibrio o andatura alterata (atassia) e convulsioni, dovrebbero essere considerati come manifestazioni neurologiche dell'infezione da COVID-19 (@MoniVelasquezV, 2020) (vedi Immagine 16).

Immagine 16 Tweet Anosmia per COVID-19

Traduzione Immagine 16: La perdita repentina dell'olfatto e del gusto è stata segnalata come sintomo precoce del contagio da coronavirus. La Società Spagnola di Neurologia (SEN, Sociedad Española de Neurología) indica che negli ultimi giorni si è mostrato un incremento di pazienti con Covid-19 che hanno comunicato anosomia.

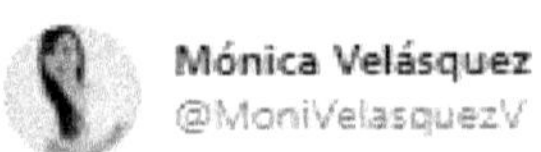

Mónica Velásquez
@MoniVelasquezV

La pérdida repentina del olfato y el gusto ha sido señalada como posible síntoma precoz de contagio por coronavirus . La Sociedad Española de Neurología (SEN) apunta que en los últimos días se ha detectado un incremento de pacientes con Covid-19 que han comunicado anosmia.

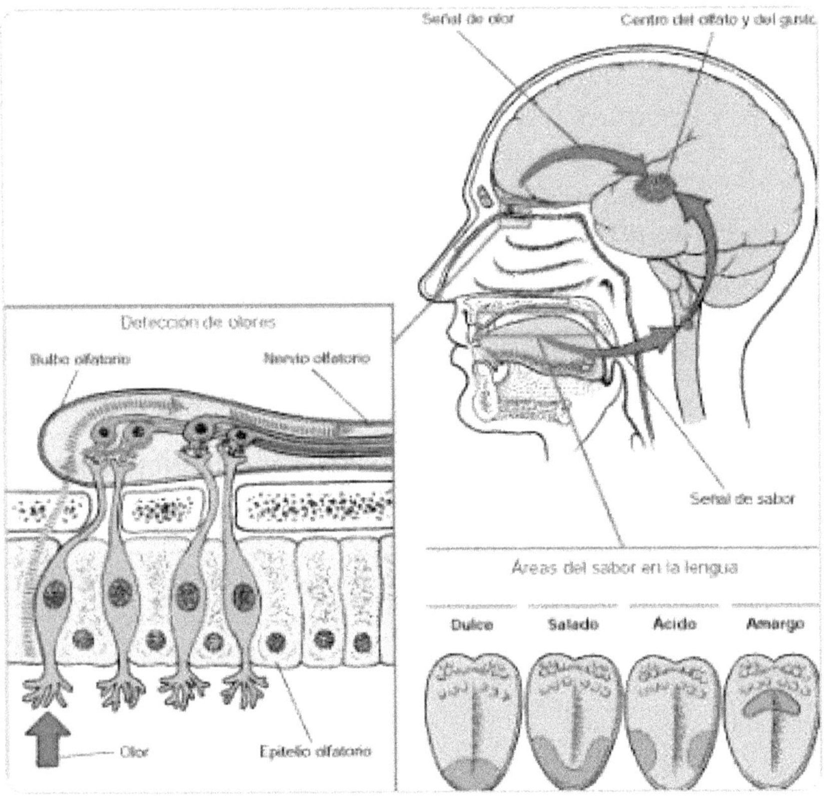

3:48 p. m. · 25 mar. 2020 · Twitter for Android

Nello specifico, i coronavirus attraversano la barriera che protegge il cervello, chiamata barriera emato-encefalica, e da qui ci sono tre vie di infezione dei neuroni: infezione diretta delle cellule che rivestono i vasi sanguigni (cellule endoteliali) che fanno parte della barriera ematoencefalica; attraversamento delle regioni permeabili della barriera e raggiungimento del neurone; e l'infezione di cellule autorizzate ad attraversare tale barriera, spesso denominata meccanismo del cavallo di Troia. Tuttavia, è improbabile che il COVID-19 possa attraversare la barriera emato-encefalica, a causa delle sue grandi dimensioni, che rendono più probabile l'accesso attraverso i nervi olfattivi o trigeminali, il che spiegherebbe la prevalenza di anosmia in questa pandemia.

Negli esseri umani, il meccanismo iniziale dell'infezione sembra essere il riconoscimento da parte del picco di superficie del COVID-19 del recettore per l'enzima di conversione dell'angiotensina 2 (ACE2), espresso nell'endotelio capillare del cervello e in altri organi. In relazione a queste informazioni, è stata recentemente segnalata la presenza di COVID-19 in campioni autoptici a livello del SNC su rivestimenti endoteliali, nelle aree adiacenti ad aree necrotiche, in pazienti affetti da COVID-19. Inoltre, con delle autopsie, è stato isolato il SARS-CoV-1 dal tessuto cerebrale con edema neuronale e degenerazione, con metodi immunoistochimici, ibridazione in situ e conferma microscopica elettronica dell'infezione virale dei neuroni.

L'ipotesi sulle proprietà neuroinvasive e sulla neurovirulenza del SARS-CoV-2 si basa sulle seguenti prove:

• Plausibilità biologica estrapolata della partecipazione del SNC da parte di altri virus respiratori.

• Evidenza di danni neurologici da coronavirus in altre specie.

• Modelli animali di infezione del SNC da coronavirus umano.

• Esistenza di complicazioni neurologiche da altri coronavirus.

• Pazienti con COVID-19 che hanno presentato manifestazioni neurologiche.

I pazienti COVID-19 hanno fiato corto e talvolta non sono in grado di respirare spontaneamente e possono mostrare segni neurologici, come mal di testa, nausea e vomito. Prove crescenti dimostrano che i coronavirus non sono sempre limitati alle vie respiratorie, ma possono invadere anche il sistema nervoso centrale e causare malattie neurologiche.

A questo proposito, è stato osservato nel cervello di pazienti e animali da esperimento il SARS-CoV-1, il coronavirus umano più strettamente correlato, dove il tronco cerebrale era gravemente infetto, ed è stato recentemente identificato nel fluido cerebrospinale il COVID19, che coinvolge l'intero sistema nervoso centrale, nei pazienti con questo virus.

Studi precedenti, hanno dimostrato la capacità di questo virus di provocare la morte neuronale nei topi attraverso l'invasione del SNC da parte della lamina cribriforme etmoide (osso che separa il cervello dalle narici) e la successiva invasione dei neuroni.

I coronavirus possono diffondersi attraverso le sinapsi (connessioni tra neuroni) dai neuroni del nervo olfattivo al centro cardiorespiratorio che regola la funzione respiratoria e cardiaca, e da lì raggiungere i polmoni attraverso il midollo spinale, terminando in neuroni localizzati nel polmone per il suo controllo respiratorio (teoria della propagazione sinaptica).

Ciò suggerisce anche che il neurotropismo da Covid-19 può contribuire all'insufficienza respiratoria, cioè che è una conseguenza della precedente infezione del nervo e/o contribuisce alla sua gravità.

A seconda del virus che entra nel corpo attraverso i nervi o il polmone, nel paziente infetto produrrà diverse caratteristiche cliniche con risultati diversi.

Questo percorso è stato descritto in molti virus, e

persino prioni, che penetrano nel sistema nervoso centrale attraverso il sistema nervoso periferico. Qui vale la pena notare il ruolo del nervo trigemino (principalmente responsabile della sensibilità del viso) all'ingresso del SNC, poiché sono stati segnalati casi di congiuntivite causati dal COVID-19 e la presenza senza sintomi di COVID-19 nella superficie oculare, sebbene questa sia stata solo ipotizzata come via d'uscita per il virus.

Una seconda linea di argomentazione sottolinea l'ipotesi della neuro-invasione, che proviene da uno studio (Baig, Khaleeq, Ali, & Syeda, 2020). In pratica, nel breve periodo dopo l'inizio dell'epidemia, è stato dimostrato che come il SARS-CoV- 1, il COVID-19 sfrutta il recettore ACE2 per penetrare nelle cellule.

Nel cervello, questo recettore è espresso nei neuroni, nelle cellule gliali e nelle cellule endoteliali, ed è particolarmente presente nel tronco cerebrale e nelle regioni responsabili della regolazione delle funzioni cardiorespiratorie.

Una volta all'interno del tessuto neuronale, l'interazione del COVID-19 con i recettori ACE2 espressi sui neuroni può avviare un ciclo di gemmazione o divisione virale accompagnata da danno neuronale senza sostanziale infiammazione, come visto in passato con il SARS CoV-1. Questo spiegherebbe la leggerezza dei sintomi in un gran numero di casi di COVID-19.

Per quanto riguarda la partecipazione delle cellule endoteliali, recentemente l'attenzione si è spostata sulla cosiddetta tempesta di citochine (proteine che mediano l'infiammazione e la risposta immunitaria) e sulla neuroinfiammazione (@ListinDiario, 2020) (vedi Immagine 17).

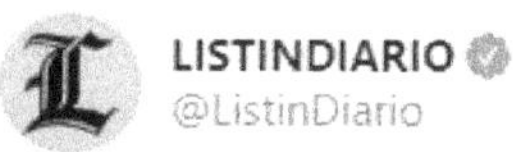

#CienciaLD | Inmunólogos japoneses observan que la tormenta de citoquinas puede provocar SDRA en pacientes con COVID-19 ow.ly/nFzH30qIgtH #ListínDiario

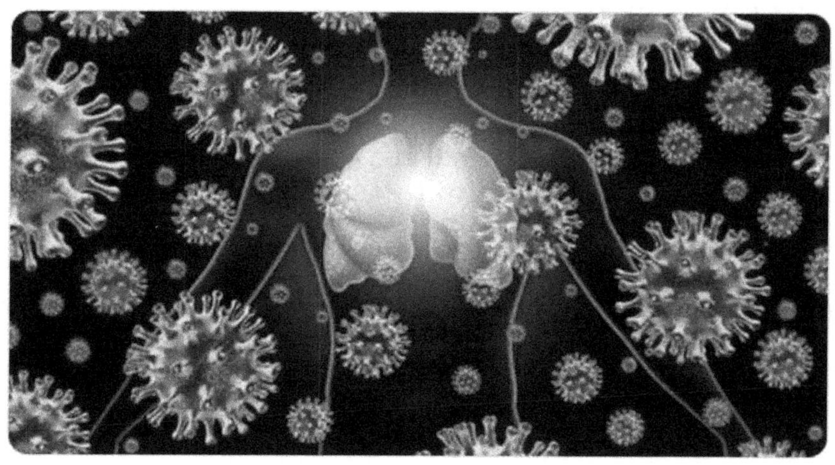

9:50 p. m. · 21 may. 2020 · Twitter Web App

Immagine 17 Tweet Tempesta di Citochine

Traduzione Immagine 17: #CienciaLD / Gli immunologi giapponesi osservano che la tempesta di citochine può provocare SDRA nei pazienti con COVID-19 -link-

Da un altro punto di vista, sono stati identificati diversi coronavirus mediante tecniche sierologiche in un'ampia varietà di patologie neurologiche, come il morbo di Parkinson, la sclerosi laterale amiotrofica, la sclerosi multipla e la neurite ottica. È stata osservata nel sistema nervoso centrale, anche anni dopo l'infezione, la persistenza virale del Nidovirus (un coronavirus). I coronavirus 229E, 293 e OC43 sono stati isolati anche dal liquido cerebrospinale e dal cervello di pazienti con sclerosi multipla. Oggetto di studio è se la risposta immunitaria dopo l'infezione possa partecipare all'induzione o all'esacerbazione di focolai di sclerosi multipla negli individui sensibili.

Questi risultati supportano l'idea delle apparenti reinfezioni dei pazienti con COVID-19 che si sono ammalati, che hanno avuto test negativi e che s'infettano nuovamente con o senza sintomi neurologici, a causa della persistenza del virus nel tessuto neurale, dove rimangono non rilevabili per il test di routine come l'infezione da virus herpes varicella zoster e altri virus.

ACV e COVID-19

Nei giovani adulti (sotto i 50 anni di età) senza fattori di rischio cardiovascolare affetti da COVID-19, cioè persone senza età o con fattori di rischio sufficienti per aspettarsi un Ictus, è stata osservata la presenza di ictus o incidenti cerebrovascolari (CVA). Sulla base di ciò, si ipotizza se ci sia davvero un aumento significativo, poiché sono stati ancora descritti pochi casi, o se l'infezione favorisca effettivamente il loro sviluppo (Oxley et al., 2020).

In un articolo pubblicato su The Lancet lo scorso aprile (Varga et al., 2020), viene discusso il tema del perché gli ictus si verificano in giovani apparentemente sani.

In questo articolo, i ricercatori dell'Ospedale Universitario di Zurigo hanno notato che il virus SARS-CoV-2 (COVID-19) infetta gli ospiti attraverso l'enzima di conversione dell'angiotensina (ACE2), espresso non solo nei polmoni ma anche nel cuore, nel rene, nell'intestino e nelle cellule endoteliali. Son stati descritti tre casi in cui hanno osservato un'infezione virale diretta delle cellule e un'infiammazione endoteliale diffusa (endotelite).

L'endotelite dovuta al COVID-19 potrebbe spiegare la ridotta funzione microcircolatoria in diversi letti vascolari e le sue sequele cliniche in pazienti con COVID-19 (@Cardiocritico, 2020) (vedi Immagine 18).

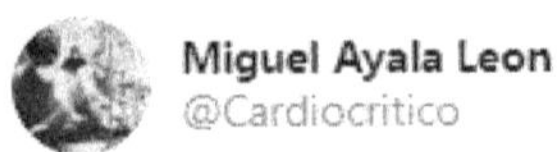

COVID19 mas alla del pulmon: los receptores ECA2 están en muchos órganos no solo pulmonar sino el endotelio vascular.
- Observen acumulación de células inflamatorias y muerte celular endotelial es una endotelitis por #COVID19.
marlin-prod.literatumonline.com/pb-assets/Lanc...

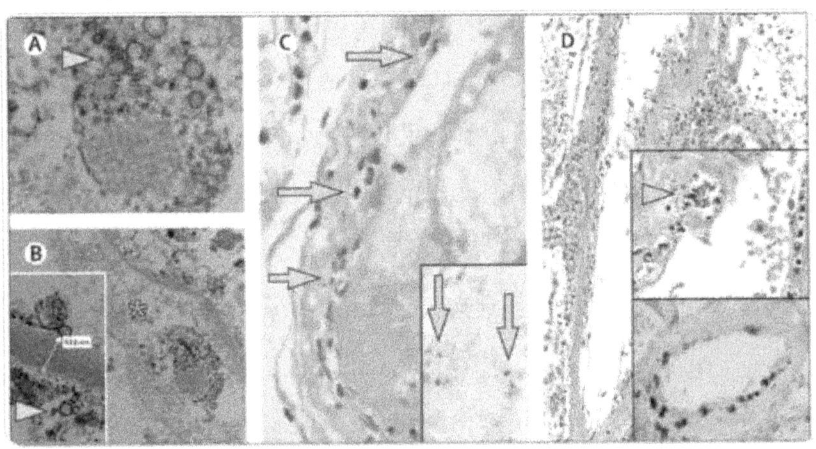

12:05 a. m. · 18 abr. 2020 · Twitter for Android

Immagine 18 Tweet Endotelite dovuta al COVID-19

Traduzione Immagine 18: COVID19 oltre i polmoni: i recettori ECA2 sono presenti in molti organi, non solo polmonari, ma anche nell'endotelio vascolare.

-Si osserva che l'accumulo delle cellule infiammatorie e la morte cellulare endoteliale è un'endotelite dovuta al #COVID19. -link

I ricercatori olandesi hanno descritto un altro possibile meccanismo alla base dell'apparente aumento del rischio di ictus in un articolo pubblicato online nell'aprile 2020 sulla rivista Thrombosis Research (Klok et al., 2020). In 184 pazienti in terapia intensiva con polmonite da COVID-19 comprovata, è stata osservata nel 31% un esito di embolia polmonare acuta sintomatica, trombosi venosa profonda, ictus ischemico, infarto miocardico o embolia arteriosa sistemica. Una cifra definita "particolarmente alta", ipotizzando che possa essere dovuta a un problema con il sistema di coagulazione o con il rivestimento endoteliale dei vasi sanguigni.

Qualunque sia la causa dell'aumento del rischio di ictus associato al COVID-19, sia la presentazione che il risultato sono stati spesso peggiori rispetto ad altri ictus.

Oltre ai meccanismi direttamente mediati dal COVID-19, un altro fattore in gioco è il ritardo nella presentazione degli ictus nelle strutture dei pronto soccorso, poiché le persone hanno paura d'interagire con il sistema sanitario, perché temono di essere contagiati.

Il dottor Babak Navi, capo della divisione di ictus e neurologia dell'ospedale presso la Weill Cornell Medicine e direttore medico del Weill Cornell Stroke Center (Hurley, 2020), ha affermato di aver visto anche molti ictus nelle persone con COVID-19, ma la maggior parte era anziana e già gravemente malata a causa dell'infezione virale.

Sono state viste anche persone più giovani con COVID-19 sviluppare eventi cerebrovascolari, ma, nonostante il recente interesse in quest'area, è stato notato che è piuttosto raro. Nel campus della Cornell, sono stati curati circa 2.000 pazienti con COVID-19 e si stanno ancora raccogliendo e analizzando i loro dati, ma su base preliminare. Sembra che a circa il 2% dei pazienti sia stato diagnosticato un ictus (Hurley, 2020).

Considerando la gravità di questi pazienti con ventilazione meccanica, blocco neuromuscolare farmacologico, sviluppo di insufficienza multiorgano, ecc., che in realtà non è molto alta, tuttavia, si è convenuto che, i pazienti con COVID-19 che hanno un ictus tendono ad avere una cattiva prognosi.

Gran parte di questo ha a che fare con l'insufficienza respiratoria e ad altri importanti problemi agli organi. Inoltre, in alcuni casi gli ictus sono un evento fatale, ma colpiscono persone molto malate.

Il dottor Navi ha richiesto studi meglio progettati per determinare il vero rischio e le migliori strategie per prevenire e trattare gli ictus causati dal COVID-19 (@interneuron, 2020) (vedi Immagine 19).

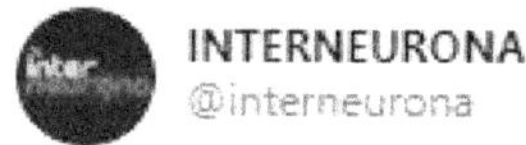

En relación al #ACV #ictus, sabemos que en muchos lugares ha 📉 la consulta entre un 20-40% (algunos estudios ya por publicar)
En las últimas semanas hemos sabido de un aumento de casos de jóvenes con oclusión de arterias grandes.
Hay que estar #preparados
journals.lww.com/neurotodayonli...

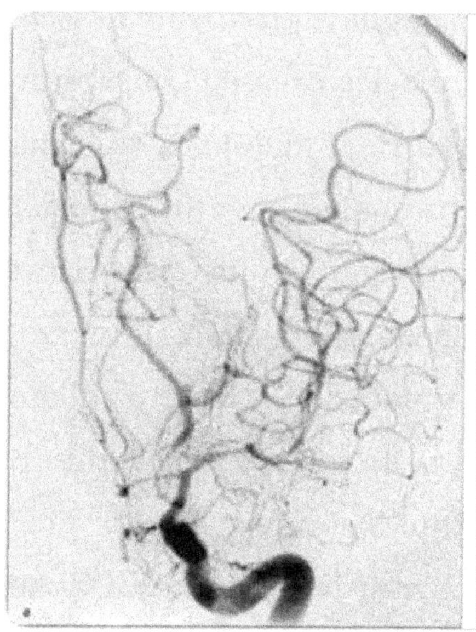

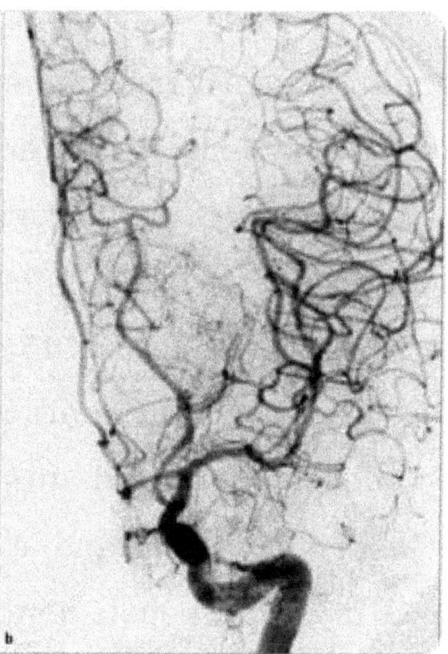

11:56 p. m. · 5 may. 2020 · Twitter Web App

Immagine 19 Tweet ACV e COVID-19

Traduzione Immagine 19: In relazione all' #ACV#ictus, sappiamo che in molti luoghi ha una percentuale del 20-40% (alcuni studi sono già in fase di pubblicazione).
Nelle ultime settimane abbiamo visto un aumento di casi di giovani con occlusione delle arterie grandi.
Bisogna essere #preparati – link-

Sono necessari studi rigorosi e di alta qualità ben controllati. Fare affermazioni forti basate su una piccola serie di casi di pochi centri senza gruppi di confronto è controverso. Le serie di casi sono utili per sollevare il sospetto di un fattore di rischio unico o nuovo o di un'associazione, ma devono essere convalidate in studi metodologicamente validi.

Per esempio, il dottor A.P. Jadhav, professore associato di neurologia e chirurgia neurologica presso l'Università di Pittsburgh Medical Center (Hurley, 2020), ha affermato che il suo centro non ha registrato un aumento dei pazienti con ictus e COVID-19, riferendo che il numero di ricoveri per ictus in una rete di 45 ospedali della zona, a marzo di quest'anno sono diminuiti di circa il 40%, rispetto agli anni precedenti, mentre il numero di ictus importanti con occlusioni dei vasi grandi è stato costante.

A livello di popolazione, i ritardi nella ricerca di cure mediche per l'ictus sono più dannosi dell'impatto del COVID-19 stesso.

Capitolo 4. Neuropsicologia del COVID-19

I processi cognitivi sono quelli che ci permettono di trattare le informazioni sensoriali, sia esterne che interne, percepirle e analizzarle, per dare una risposta adeguata, un processo che diventa complicato quando ne vengono incorporati altri, come la memoria, l'attenzione, l'emozione o l'apprendimento. Ognuno di questi processi sarà oggetto di studio da parte della neuropsicologia, a seconda del trauma o della malattia che si sta analizzando, quindi ci sono disturbi che avranno un impatto maggiore sull'attenzione come il Disturbo da Deficit di Attenzione con o senza Iperattività o altri in cui sarà colpita principalmente la memoria (malattia di Alzheimer). Da qui l'importanza di esplorarli per tenere traccia dell'evoluzione del processo o dei processi interessati, che daranno informazioni sull'evoluzione della malattia o del trauma.

I processi cognitivi sono quelli che "danno un senso" al cervello, e gli permettono di svilupparsi, specializzandosi in diverse aree di elaborazione, a seconda del compito che svolgono, il tutto supportato da un cervello unico e irripetibile, plasmato dal rapporto tra genetica e ambiente. Le basi di questi sono note, sia dai sensi, sia dai percorsi che questi seguono quando trasmettono informazioni al cervello, e al suo interno le strutture che intervengono nella sua analisi a seconda del senso da cui provengono. Informazioni che vengono processate ed elaborate se superano il filtro attenzionale e diventano coscienti, e possono essere rielaborate nella memoria di lavoro, combinando informazioni già registrate nelle tracce di memoria esistenti, tutto questo per completare il processo di apprendimento.

Sebbene questo meccanismo sia comune a tutti, può variare a seconda del livello di sviluppo intellettuale quindi, dall'infanzia, quando queste abilità vengono sviluppate, si possono iniziare ad osservare differenze, soprattutto tra i bambini dotati di talento, che possono anche raggiungere e presentare esecuzioni peggiori a livello accademico, poiché diventano "troppo astratte" o danno "troppi giri" ai problemi sollevati, cercando di offrire soluzioni per le quali non sono ancora formati e, di conseguenza, possono avere voti peggiori rispetto ai loro coetanei, che utilizzano le regole apprese in classe, per risolvere semplici problemi senza "complicare" di più le cose. Presentare il caso di uno studente "eccezionale" serve a sapere quali sono le condizioni del resto della classe e come sarebbero potute migliorare le loro prestazioni se avessero sviluppato determinate abilità e anche potenzialità a livello neuronale.

Va tenuto presente che, le esperienze che abbiamo

durante l'infanzia segneranno in gran parte il modo in cui ci relazioniamo con gli altri e con noi stessi per il resto della nostra vita. Quindi, a questi bambini dotati di talento dovrebbe essere prestata particolare attenzione, in modo da avere un contesto arricchito, dove poter sviluppare le proprie potenzialità in sicurezza, ma soprattutto dove poter dare loro la possibilità di essere una persona in base alla sua età, senza sottoporla a pressioni che non le corrispondono.

Alcune teorie contemplano che sia lo stesso processo cognitivo che avrebbe qualsiasi persona, sovra-ottimizzato, cioè il funzionamento a livello neuronale e cognitivo, dal momento in cui il compito viene assegnato fino a quando non viene risolto, sarà necessario focalizzare l'attenzione, l'allocazione delle risorse, la ricerca di una soluzione, scartando alternative, correggendo e ridefinendo possibili soluzioni, fino alla risoluzione finale. Nel caso dei superdotati, ciascuno di questi passaggi vengono presi singolarmente e insieme; è tutto ottimizzato sia nella velocità di elaborazione, che nell'efficienza, con tre processi in evidenza: inibizione, memoria di lavoro e flessibilità.

- Per quanto riguarda l'inibizione, ciò ha a che fare con la capacità di posticipare processi al di fuori della risoluzione del compito corrente, in modo che siano disponibili quante più risorse attenzionali possibili per raggiungere l'oggetto contrassegnato, che sono espresse in alti livelli di concentrazione che portano la persona ad "isolarsi" dall'ambiente, cercando di risolvere un problema. La mancanza di ottimizzazione di questa risorsa porta la persona a distrarsi, a pensare ad "altre cose", oppure a non prestare piena attenzione al compito affidato. Questa inibizione può essere espressa in tre livelli: a livello motorio, a livello di attenzione e a livello comportamentale. Più livelli sono coinvolti nel compito cognitivo, maggiore sarà la disponibilità di risorse. Un'alterazione del sistema inibitorio dell'attenzione si può osservare nel disturbo della schizofrenia, dove la persona non è in grado di distinguere, tra stimoli rilevanti e irrilevanti, correlati ad un deficit nelle aree cerebrali medie e anteriori.

- Per quanto riguarda la memoria di lavoro, viene chiamata uso corrente delle informazioni disponibili, provenienti sia dalle sensazioni e percezioni che vengono catturate e che costituiscono la memoria a breve termine, sia dalle informazioni immagazzinate a lungo termine. Tutto ciò consente la manipolazione di dette informazioni per svolgere compiti ottimali; tutto questo è essenziale per la pianificazione, il ragionamento e il processo decisionale. La mancanza di ottimizzazione della memoria di lavoro impedisce l'accesso a tutte le informazioni rilevanti per il caso, o che la manipolazione della stessa sia incompleta, evitando così di poter offrire una soluzione ottimale, a fronte di richieste esterne o interne. La memoria di lavoro è supportata dalla corteccia frontale, oltre che dalla memoria episodica, dall'ordinamento temporale della memoria e dalla metamemoria, e infine dalla corteccia prefrontale, attraverso la quale vengono integrate le informazioni provenienti da altre aree.

- Per quanto riguarda la flessibilità cognitiva o lo spostamento, è la capacità di affrontare due o più punti di vista contemporaneamente, permettendo di valutarli, confrontarli e determinare la soluzione ottimale per la risoluzione dei compiti. La mancanza di flessibilità cognitiva impedisce alla persona di avere una visione ampia e ricca di informazioni, portando ad un "impoverimento" del pensiero, che impedisce di raggiungere una soluzione ottimale. Non si è in grado di cambiare il proprio pensiero o comportamento, anche se si sta rivelando inefficace, nonostante la perseveranza.

Tutto questo è stato osservato in quasi un terzo dei bambini, con disturbo da deficit di attenzione, i cui studi con magnetoencefalografia di soggetti affrontando la risoluzione del test di classificazione della carta del Wisconsin (Mark, Poltavski, Petros, & King, 2019) hanno indicato che le aree coinvolte in questa mancanza di flessibilità cognitiva si trovano nel cingolato anteriore e nella corteccia prefrontale dorsolaterale, entrambi dell'emisfero sinistro.

Tutto ciò consente di accedere a un livello più alto di creatività nella risoluzione dei compiti, utilizzando due tipologie di modelli di pensiero, il convergente e il divergente, il primo più legato alla memoria di lavoro, mentre il secondo richiede una misura maggiore d'inibizione e flessibilità di pensiero. I vantaggi tra i più dotati non sono evidenti in tutti i compiti, perché nei compiti che richiedono poche risorse di attenzione e mnemoniche e poca flessibilità mentale, non devono esserci differenze di prestazioni rispetto al resto delle persone.

Forse l'unica differenza si può notare in termini di velocità della risposta offerta, ma sarà ugualmente valida per quello che chiunque può dare. D'altra parte, quando aumenta la complessità del compito, quando si richiedono maggiore concentrazione, maggiori risorse di memoria e flessibilità mentale, i vantaggi neuronali e di apprendimento che hanno le persone particolarmente dotate, presentano evidenze di notevoli differenze. Questi ultimi, possono portare a soluzioni che non si verificherebbero in un'altra persona, in tempi più brevi e con maggiore precisione, dopo aver scartato alternative non praticabili, e dopo aver ottimizzato la risoluzione finale.

La memoria è uno dei processi cognitivi più studiati, a causa delle sue implicazioni in altri settori, come la percezione, il linguaggio o l'apprendimento, poiché senza memoria non sarebbe possibile, per esempio, sapere come ci si sente, oltre a ricevere informazioni visive o uditive. Allo stesso modo, non si saprebbe articolare una parola, non a causa di qualche problema nelle vie motorie, ma perché non si saprebbe cosa dire, oltre ad emettere suoni privi di significato. Infine, non si può imparare senza memoria, poiché senza di essa, ogni giorno sarebbe come il primo giorno di scuola, nell'attesa di una conoscenza che domani non si ricorderà.

La memoria, quindi, è un processo fondamentale oltre che complesso, poiché esegue le funzioni di registrazione, codifica, consolidamento, relazionale, accesso e recupero delle informazioni. Pur parlando di “memoria”, non è unitaria, con differenze nella funzione e nel substrato su cui si basa a seconda del tipo di stimolazione percepita o ricordata.

È un processo che non è indipendente dagli altri come l'attenzione o l'emozione. La prima influenza il tempo di selezionare le informazioni, e, per registrarle o recuperarle è essenziale che si presti attenzione allo stimolo, per poi passarlo alla memoria. È molto difficile recuperare qualcosa che non è stata seguita, e quindi elaborata come irrilevante, e se non si è formata alcuna impronta di memoria, le informazioni restano a breve termine, per essere sostituite da nuove informazioni in pochi secondi o minuti.

Per quanto riguarda l'emozione, questa influenzerà l'emotività che sarà associata al ricordo, nonché alla "durata" del ricordo, perché i ricordi che dureranno più a lungo nella memoria sono quelli con una maggiore carica emotiva.

Per quanto riguarda la classificazione della memoria, essa può essere separata in memoria sensoriale, memoria a breve termine e memoria a lungo termine (Atkinson & Shiffrin, 1968). Una distinzione che corrisponde al tempo in cui l'informazione rimane nel cervello prima di essere "persa" sotto forma di memoria sensoriale della durata di secondi, minuti di memoria a breve termine, ore di memoria a lungo termine, e persino la vita.

La memoria sensoriale si evidenzia grazie ai processi di assuefazione e sensibilizzazione, nel primo caso si perde la "sensibilità" di stimoli ripetuti e "privi di significato"; nel secondo caso si aumenta la "sensibilità" ad uno stimolo presentato in precedenza e di valore elevato e significativo, ad esempio, ad un segnale di dolore. In entrambi i casi, se passano alcuni secondi senza ricevere alcun tipo di nuova stimolazione, viene ripristinato il livello precedente (@gacetamercantil, 2020) (vedi Immagine 20).

Gaceta Mercantil
@gacetamercantil
[Salud] Descubren "interruptor" del dolor en el cerebro que abre el camino a nuevos analgésicos - go.shr.lc/3e4YAyO

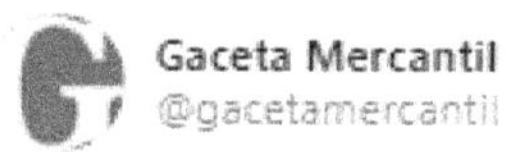

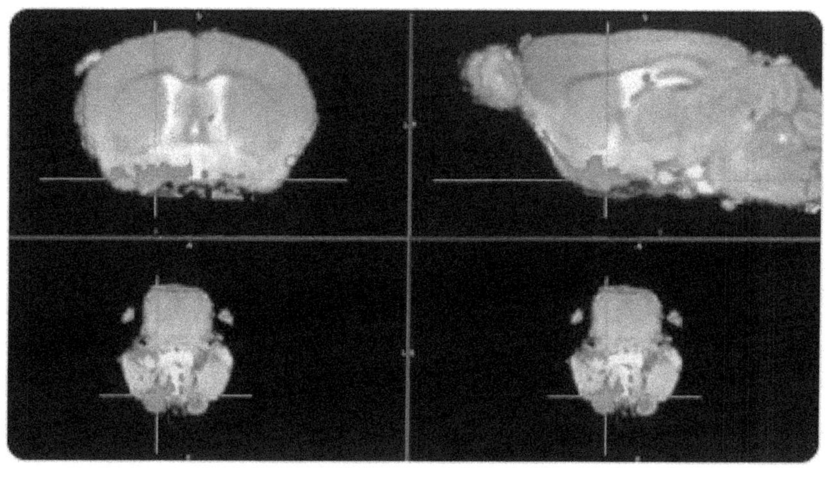

Immagine 20 Tweet Dolore

Traduzione Immagine 20: [Salute] È stato scoperto "l'interruttore" del dolore nel cervello che apre il cammino verso nuovi analgesici – link-

La differenza tra la memoria a breve e quella a lungo termine è stata evidenziata grazie ai casi di amnesia, dove è stato osservato come le persone che avevano strutture danneggiate che partecipano al consolidamento delle tracce di memoria non fossero in grado di apprendere nulla, oltre a conservare le informazioni per alcuni minuti.

Allo stesso modo, e a seconda del tipo di amnesia, queste persone sono in grado di ricordare qualsiasi fatto appreso prima dell'incidente o del trauma che ha causato l'amnesia, nonostante non possano eseguire un nuovo apprendimento.

Questi casi di amnesia ci hanno permesso anche di comprendere meglio la funzione di memoria del cervello, evidenziando il ruolo fondamentale dell'ippocampo.

Il precedente modello che difendeva il processo sequenziale tra memoria a breve termine e memoria a lungo termine è stato superato grazie all'evidenza trovata nei pazienti amnesici, dove questo processo avviene in parallelo (Shallice & Warrington, 1970). Oltre alla classificazione precedente, la memoria può essere suddivisa anche in esplicita ed implicita. La prima spiega quella conoscenza coscientemente accessibile che può essere descritta con le parole. La seconda riporta un apprendimento di cui non deve essere a conoscenza ed è "difficile da spiegare", come l'apprendimento delle abilità, i fenomeni di facilitazione (priming) o quelli dovuti al condizionamento classico.

Una distinzione che si osserva frequentemente con i

pazienti con amnesia è che sono in grado di apprendere nuove abilità attraverso la memoria implicita, ma non nuovi dati, date o altre informazioni esplicite.

La memoria dichiarativa, da parte sua, può essere suddivisa in memoria episodica vs. memoria semantica. La prima si riferisce ad eventi che si sono verificati in un momento e in un luogo specifici, mentre la seconda copre la cultura generale.

La memoria è strettamente correlata all'apprendimento, infatti l'una non esisterebbe senza l'altra. In questo modo, quando si memorizza "qualcosa", quel "qualcosa" viene appreso, e può essere recuperato successivamente. Allo stesso modo, quando qualcosa viene "disimparato", si dimentica e, con esso, si perde la traccia della memoria. Tuttavia, l'apprendimento non è semplicemente un accumulo di tracce di memoria senza alcun collegamento tra loro, come un libro in una biblioteca; al contrario, ogni volta che si forma una traccia di memoria a breve termine, viene confrontata con tracce simili per controllare se si tratta di una "novità" o meno rispetto a dette impronte.

Se non si forniscono nuove informazioni, vengono automaticamente considerate informazioni irrilevanti e spesso vengono "perse" quando arrivano nuove informazioni sensoriali. Quindi, si scopre di sapere con certezza quello che è stato fatto un mese fa, se si esegue sempre la stessa routine.

Si può dedurre, senza paura di sbagliare, che eravamo al "solito" posto, facendo il "solito", ma non potremo ricordarlo perché non si è formata una traccia di memoria a lungo termine.

Se invece l'informazione dell'impronta di memoria a breve termine rispetto a quella registrata in precedenza suppone qualche tipo di nuovo contributo o cambiamento rispetto a quello già esistente, verrà effettuato un apprendimento, modificando l'impronta di memoria a lungo termine con le nuove informazioni rilevanti. Se si tratta di un argomento "nuovo", verranno consolidate in una nuova impronta di memoria a lungo termine. Tuttavia, queste modifiche e i nuovi apprendimenti non provengono solo da nuove informazioni dall'esterno, ma potrebbero anche essere il risultato di un'elaborazione cognitiva superiore, ad esempio, attraverso il pensiero, la riflessione o la deduzione, generando così un nuovo apprendimento.

Sebbene sia possibile paragonare l'apprendimento a delle tracce di memoria a breve termine e anche sensoriale, si stima che, mentre tale informazione è attiva, c'è la possibilità di consolidarla; al contrario, invece, si tramuta in un apprendimento "fugace" in grado di essere dimenticato in pochi minuti.

Uno dei fattori fondamentali nell'educazione è l'apprendimento, e quindi la memorizzazione, sebbene questo non si limiti a cifre, fatti e dati, ma includa, per esempio, anche l'apprendimento delle capacità motorie. Tutto questo verrà progressivamente valorizzato e valutato per sapere se il livello di performance corrisponde a quello del resto dei colleghi o c'è qualche ritardo in tal senso. Da parte sua, la memoria di lavoro è responsabile della gestione delle informazioni e dei precisi meccanismi di controllo cognitivo per la risoluzione dei problemi.

La memoria dichiarativa è quella che consente di enunciare e spiegare verbalmente il suo contenuto, contrariamente alla memoria procedurale o non dichiarativa, che consente il "fare" senza che venga talvolta spiegato.

Un esempio di memoria procedurale o non dichiarativa è andare in bicicletta, cioè quando una persona arriva a "padroneggiare la bici", senza bisogno che nessuno spieghi come funziona l'equilibrio, la velocità o l'inerzia, grazie alla pratica e ad alcune istruzioni di base che la persona è in grado di apprendere.

Se a quella persona viene chiesto come va in bicicletta, sarà in grado di dire più o meno con "saggezza" i processi coinvolti, ma non riuscirà da sola a spiegare la procedura.

Le ricerche, a questo proposito, mostrano che quei

bambini che hanno difficoltà nell'apprendimento della matematica, che colpisce dal 3 all'8% della popolazione, che può portare anche a difficoltà nel linguaggio o nell'attenzione, sono meno efficaci nei processi cognitivi come la memoria di lavoro, l'attenzione, l'organizzazione visivo-spaziale o il linguaggio nella ricerca di soluzioni ai problemi e l'esecuzione di operazioni e calcoli numerici.

Come accennato, la memoria si basa su piccole unità di informazioni chiamate tracce di memoria, che sono formate dalla combinazione di informazioni dall'esterno, dalla loro percezione e dal confronto con altre tracce di memoria precedenti.

La memoria può essere classificata in base al tempo in cui l'informazione rimane nel cervello, quella sensoriale che dura pochi secondi, la memoria a breve termine che rimane qualche minuto, mentre la memoria a lungo termine è in grado di rimanere per anni. Quindi, viene generata una memoria sensoriale, che passa nella memoria a breve termine, e se è un'informazione rilevante e nuova, diventa memoria a lungo termine; se detta traccia di memoria è ridondante e "inutile", viene semplicemente dimenticata e "distrutta". Se si tratta di una "modifica" o di un miglioramento di un'impronta precedente, a tale impronta, vengono apportate le modifiche appropriate. Pertanto, per formare una nuova memoria, si devono passare una serie di filtri, come quello sensibile, che richiedono che la sensazione superi una certa soglia. Attenzione, poiché senza attenzione non si può imparare; e la consapevolezza, in cui la sensazione diventa percezione e viene "presa in considerazione".

← Twittear

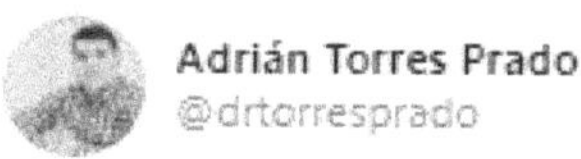

Un "brainbow" del hipocampo,área del cerebro donde las neuronas migran para formar nuevos pensamientos y recuerdos.

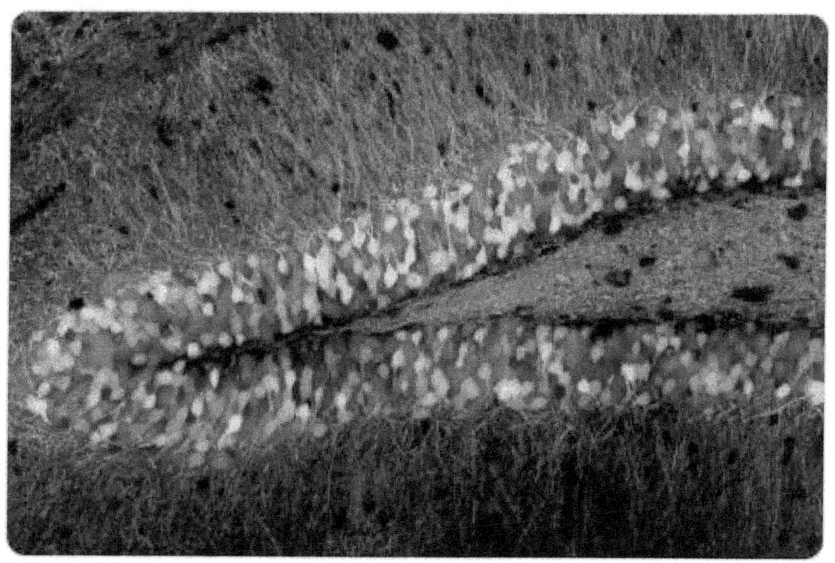

8:28 a. m. · 2 jun. 2016 · Twitter for iPhone

Immagine 21 Ippocampo

Traduzione Immagine 21: Un "brainbow" dell'ippocampo, area del cervello dove i neuroni migrano per formare nuovi pensieri e ricordi.

Per quanto riguarda i processi neuronali della memoria, nel XX secolo si è scoperto come una stimolazione moderata nello stesso percorso rafforzi le connessioni interneuronali, attraverso quello che è stato chiamato Potenziamento Sinaptico a Lungo Termine (@drtorresprado, 2016) (vedi Immagine 21).

Questo processo è alla base della formazione delle tracce della memoria, collegando diverse informazioni raccolte dai neuroni, e insieme alla plasticità neuronale consentono modifiche specifiche, e anche strutturali, basate sull'apprendimento, che non è altro che l'informazione memorizzata più o meno "ricca".

Il processo consiste quindi in una stimolazione esterna o interna, che raggiunge il cervello formando una traccia della memoria sensoriale, che passa attraverso il filtro dell'attenzione e viene percepita formando la traccia della memoria a breve termine, dove rimarrà brevemente fino all'arrivo di un'altra nuova traccia che prenderà "il suo posto", perdendo informazioni non consolidate. Se invece quell'impronta si consolida, va nella memoria a lungo termine, dove rimarrà per anni. A questo proposito, sono stati effettuati esperimenti per scoprire fino a che punto si è capaci di ricordare. Questo ha portato a verificare come le tracce della memoria a lungo termine possano essere ricordate non solo per anni, ma anche per decenni, essendo in molti casi il "limite" non tanto nell'impronta in sé, quanto nella capacità di accedere e ricordare dette impronte.

Impronte che conterranno una grande quantità di informazioni sensoriali dal momento in cui è stata registrata, non solo in riferimento a ciò che è stato appreso in quel momento, ma anche in riferimento, per esempio, al contesto in cui si è verificato, a quali persone erano presenti o in base allo stato d'animo di quel momento. Infatti, più dati si ricordano, più "efficace" è l'impronta della memoria e rimarrà accessibile per il recupero per un tempo più lungo, poiché i modi per farlo saranno diversi.

Se, invece, questa traccia di memoria è stata registrata utilizzando uno o due stimoli, e si è "perso" l'accesso ad alcuni di essa, è più probabile che la traccia di memoria sia considerata "persa", quando in realtà è inaccessibile. Rispetto alle aree coinvolte nella memoria, spiccano la memoria esplicita l'ippocampo e il nucleo dorso-mediale del talamo, i gangli della base e il cervelletto nella memoria implicita. Studi con pazienti epilettici, che hanno subito una lobectomia temporale bilaterale, mostrano una significativa perdita nella formazione di nuove tracce di memoria a lungo termine, mantenendo intatti i loro ricordi precedenti.

Nonostante sembri "semplice" ricordare un evento

accaduto ieri, una settimana o forse qualche anno fa, la memoria è molto più complessa, poiché richiede l'attivazione delle aree coinvolte in detta traccia di memoria. Per semplicità, pensiamo di ricordare ciò che abbiamo mangiato ieri, per il quale la nostra traccia della memoria attiverà la sensazione della vista, del gusto e dell'olfatto, come componenti di questa traccia. Altre memorie coinvolgeranno più o meno sensi, a seconda delle informazioni rilevanti per detta impronta di memoria. A questo proposito, le fasi delle operazioni di memoria sono: codifica, analisi, combinazione, raggruppamento, memorizzazione e recupero.

Per quanto riguarda le basi neuronali, le principali aree coinvolte nella memoria sono tre: i lobi temporali, il diencefalo e il prosencefalo basale.

a) All'interno del lobo temporale, la regione più importante per la memoria è il sistema limbico, che comprende le circonvoluzioni subcallose, il corpo calloso e l'ippocampo, la formazione dell'ippocampo, il nucleo tonsillare, i corpi mammillari e il nucleo talamico anteriore. Le alterazioni causate dalle lesioni del sistema limbico implicano l'affettazione della memoria dichiarativa episodica, mantenendo la memoria implicita e percettiva. Le componenti fondamentali della memoria sono la corteccia peririnale, la corteccia entorinale e la corteccia paraippocampale, che insieme all'ippocampo, sono strutture fortemente connesse da circuiti ricorrenti con la corteccia associativa del lobo temporale, ricevendo anche informazioni da tutte le modalità sensoriali.

b) Il diencefalo composto dal talamo e dall'ipotalamo, con un ruolo preminente nella memoria nei nuclei anteriore e dorsomediale del talamo, i corpi mammillari; il fascio mammillo-talamico, che collega il complesso ippocampale mediale con i nuclei anteriori del talamo; e il percorso tonsilofugo, che collega l'amigdala con i nuclei dorsomediali.

c) Il proencefalo basale, situato tra il diencefalo e gli emisferi cerebrali, i cui componenti sono l'area settale, la banda diagonale di Broca, il nucleus accumbens, il bulbo olfattivo, la substantia innominata e l'area preottica. Rispetto alla memoria, svolge un ruolo di associazione delle diverse componenti modali delle tracce di memoria, in modo che l'alterazione di quest'area causi incoerenza nelle componenti delle memorie.

La memoria a lungo termine quindi immagazzina tutti i significati in termini di cifre, formule e relazioni matematiche di aritmetica, che vengono recuperati e “usati” nella memoria di lavoro, e senza di essi non è possibile risolvere una semplice domanda di una somma, poiché non verrà “ricordata” o il significato di aggiungere due numeri.

La memoria di lavoro è strettamente correlata allo sviluppo delle abilità fonologiche, poiché queste mediano con l'aritmetica consentendo anche il recupero dei risultati attraverso codici linguistici, quindi le rappresentazioni fonologiche consentiranno un più efficiente recupero dei fatti. Da parte loro, le basi neurali delle operazioni che vengono risolte attraverso il recupero della memoria a lungo termine basata su codici verbali, si trovano nel giro angolare sinistro.

Nel caso del COVID-19, è già stato segnalato come questo avrà un'influenza diretta a livello neuronale (@JostoMaffeo, 2020) (vedi Immagine 22), ma anche a causa dei livelli più elevati di ansia generati dalla situazione, nei cittadini ci si aspetta un aumento di "problemi" legati alla memoria, nel senso che le tracce della memoria non si sono consolidate e, quindi, detta memoria non può essere recuperata.

Allo stesso modo, in coloro che sono stati infettati e sono stati ricoverati, gli effetti del farmaco possono interferire con la formazione della memoria, così che dopo la loro guarigione possono presentare delle "lacune", poiché queste tracce non si sono consolidate nel periodo del ricovero.

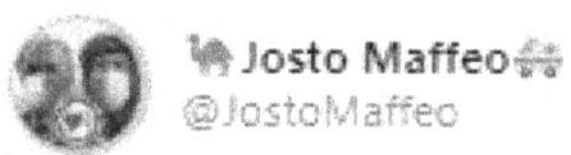

5 DÍAS POST MORTEM #COVID19 SIGUE PRESENTE

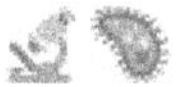

#Evidencias

Estudio alemán sobre 12 cuerpos, publicado en "Annals of Internal Medicine", evidencia la presencia de #RNA del virus en #pulmones, #faringe, #hígado, #riñones, #cerebro y #corazón y más

acpjournals.org/doi/10.7326/M2...

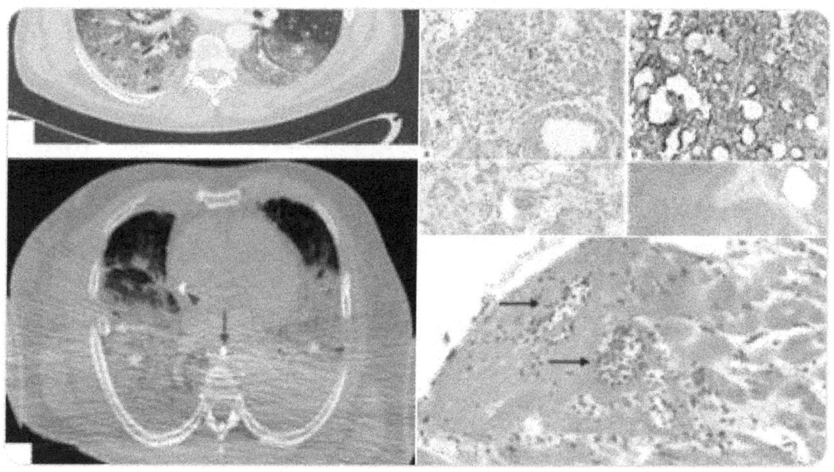

6:48 p. m. · 19 may. 2020 · TweetDeck

Immagine 22 Effetti del COVID-19

Traduzione Immagine 22: 5 GIORNI DOPO LA MORTE IL #COVID19 È ANCORA PRESENTE

#Evidencias

Studio tedesco su 12 corpi, pubblicato su “Annals of

Internal Medicine", evidenzia la presenza di #RNA del virus nei #polmoni, nella #faringe, nel #fegato, nei #reni, nel #cervello e nel #cuore e altro. -link-

In ogni caso, in entrambi i casi si tratta di una situazione temporanea, che non avrà grosse conseguenze sulla vita della persona, cioè i problemi di memoria non saranno permanenti, sebbene ciò che non è stato registrato non potrà essere recuperato.

LINGUA E COVID-19

L'essere umano è definito eminentemente un "animale sociale" poiché richiede lo strumento di base della comunicazione, perché senza comunicazione non può esserci società. Quando si pensa alla comunicazione, lo si deve fare sia in termini di parole, sia in espressioni scritte e persino gestuali. Oggigiorno, grazie alle nuove tecnologie, è possibile comunicare, ricevere e mandare costantemente messaggi, sia tramite sms, telefonate o videoconferenze, ma sono forme di comunicazione anche gli inserimenti che vengono scritti sul blog o le foto caricate su Instagram, dove si condivide ciò che si è mangiato quel giorno o il luogo che è stato visitato.

Anche se esistono degli antecedenti, con maggiore o

minore successo sulla localizzazione delle funzioni "mentali" nel cervello, o più specificamente nelle sporgenze o nei recessi del cranio, fu solo nel XIX secolo, quando Broca riferì la posizione della funzione del linguaggio, nel giro frontale interno sinistro, area che avrebbe ricevuto il suo nome fino ad oggi, conosciuta come area di Broca.

Allo stesso tempo, Wernicke ha confermato i dati relativi al substrato biologico del linguaggio negli emisferi cerebrali, aggiungendo una nuova sede per la funzione di comprensione del linguaggio, nel giro temporale superiore sinistro, regione che attualmente è chiamata area di Wernicke (@ archaeocognitive, 2016) (vedi Immagine 23).

Lo sviluppo del linguaggio migliora progressivamente con la pratica, dalle prime sillabe pronunciate a 6 mesi, attraverso le prime parole a 11 o 12 mesi, fino a raggiungere i 18 mesi in cui vengono gestite in modo fluente una dozzina di parole, iniziando poi a formare frasi dal significato complesso.

Se c'è un argomento che è stato studiato sulla differenziazione emisferica, è stato il linguaggio. Infatti, è stato chiaramente stabilito il predominio dell'emisfero sinistro nel linguaggio, il che non esclude che alcune funzioni siano nell'emisfero destro, cosa evidenziata da studi sulle lesioni cerebrali.

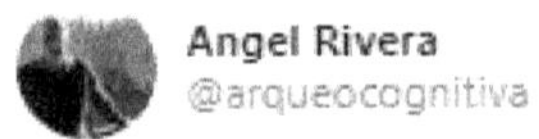

Psicobiología del género Homo: Área de Broca.
Filogenia y ontogenia. Funciones ...
icobiologiadelgenerohomo.blogspot.com/2015/08/area-d...

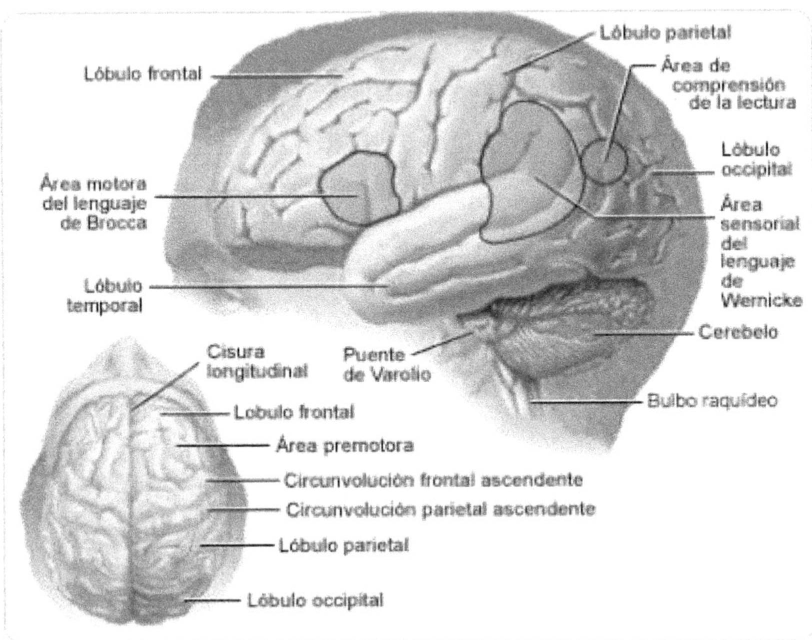

9:02 p. m. · 24 ago. 2016 · Twitter Web Client

Immagine 23 Tweet Regioni della Corteccia

Traduzione Immagine 23: Psicobiologia del genere Umano: Area di Broca. Filogenesi e Ontogenesi. Funzioni… -link-

L'asimmetria emisferica è stata evidenziata nel XIX secolo, dove si ipotizzava che il linguaggio fosse governato dal lobo frontale dell'emisfero sinistro, con l'emisfero destro non partecipante, considerando questo subordinato e di minore rilevanza, fino a quando delle lesioni nell'emisfero destro hanno cominciato a mostrare deficit nelle abilità spaziali e musicali.

Bisogna abbandonare il termine di dominanza emisferica per quello di predominio emisferico nel controllo di una certa funzione, riflettendo così sull'interdipendenza e sull'interconnessione emisferica, che sostiene molti dei processi e delle funzioni cognitive superiori.

Attualmente si sa che l'emisfero sinistro è responsabile del riconoscimento di gruppi di lettere che formano parole e gruppi di parole che formano frasi, sia in lingua parlata che scritta. Si occupa anche di numerazione, matematica e logica; può essere considerato come il centro dell'espressione. Lesioni in quest'area, causano alterazioni nella comprensione e nella produzione del linguaggio, oltre ad influenzare il livello motorio, il lato destro del corpo.

Ci sono vari contributi che la psicolinguistica ha cercato di incorporare nel proporre teorie su come si sviluppa il linguaggio, essendo in alcuni casi equiparato allo sviluppo della matematica, poiché il linguaggio serve a "plasmare" la realtà secondo un codice sistemato.

Nel caso della matematica viene sviluppato un linguaggio tutto suo, le cui basi sono supportate dal cervello, da qui l'importanza di conoscerlo. Così Skinner, dal neo-comportamentismo, sostiene che il linguaggio è un costrutto sociale, ed è qui che si apprende e si sviluppa, come ogni altra abilità umana, per la quale devono essere fornite le condizioni ambientali appropriate, facendo affidamento sull'osservazione e sull'utilizzo di regole, come il rinforzo o il condizionamento che ha funzionato così bene per l'apprendimento delle abilità motorie (Menn & Bastiaanse, 2016).

Chomsky, da parte sua, afferma che il linguaggio è così radicato nella natura umana che fa parte della sua genetica e, a differenza di Skinner, non ha bisogno delle "giuste condizioni" per emergere. Mentre Piaget, ha intuito che il linguaggio è come un prodotto di altre abilità e capacità, quindi ha richiesto questi per un ulteriore sviluppo.

Vygotsky, da parte sua, opta per una posizione intermedia, accettando che ci sono meccanismi innati che guidano il bambino verso la comunicazione, ma che è necessario un ambiente favorevole perché si sviluppi correttamente.

Va tenuto presente che, non tutte le regioni del cervello matureranno contemporaneamente, quindi le prime aree a maturare saranno quelle relative alle funzioni motorie, poi quelle relative all'orientamento spaziale e al linguaggio, seguite da quelle relative all'attenzione e alle funzioni esecutive. Le aree che impiegano più tempo a maturare sono quelle dell'associazione, che integrano informazioni provenienti da varie modalità sensoriali (Gogtay et al., 2004).

Nel caso del COVID-19, non è stato segnalato che i pazienti infetti, asintomatici o meno, mostrano difficoltà nell'acquisizione di competenze linguistiche (@ RadioElite1027, 2020) (vedi Immagine 24).

Tuttavia, secondo l'O.M.S. sì, al momento dell'emissione del linguaggio possono verificarsi interferenze, come si può notare dal seguente paragrafo, tratto dalla sezione "Domande e risposte sulla malattia da coronavirus (COVID-19)" del 18 maggio, 2020 (WHO, 2020):

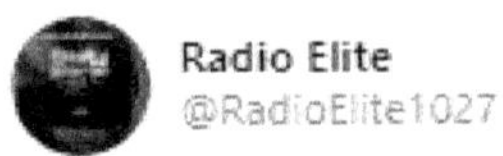

La #OMS incluye la dificultad de hablar o de moverse como nuevos síntomas entre los relacionados con el #coronavirus.
Entre los síntomas más habituales se encuentran la fiebre, el cansancio, la dificultad para respirar, la opresión en el pecho y la tos seca.
#EmergenciaSanitaria

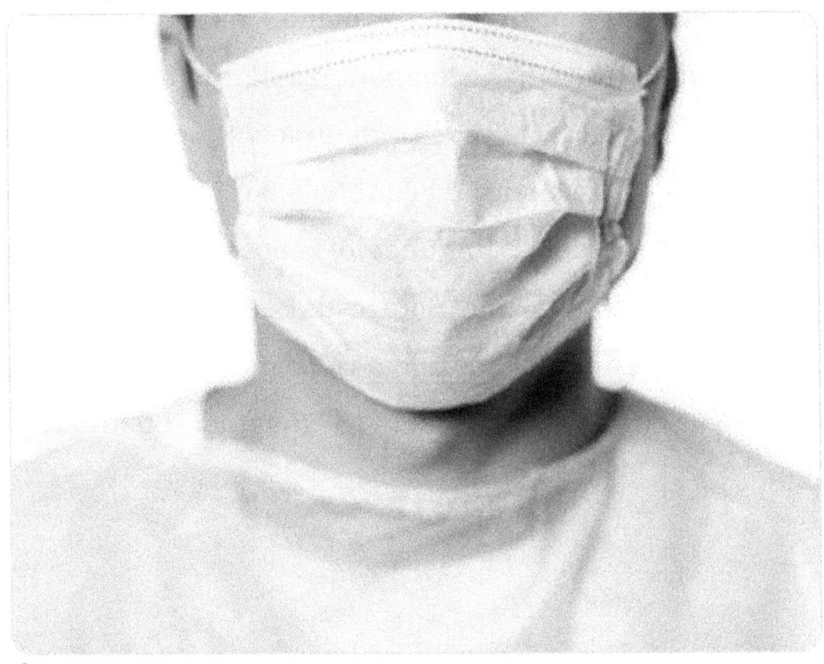

OPS/OMS

3:06 p. m. · 21 may. 2020 · Twitter Web App

Immagine 24 Tweet Lingua e COVID-19

Traduzione Immagine 24: La #OMS include la difficoltà a parlare o a muoversi come nuovi sintomi relazionati al #coronavirus.

Tra i sintomi più frequenti si hanno: la febbre, la

stanchezza, la difficoltà a respirare, l'oppressione al petto e la tosse secca. #EmergenzaSanitaria

"Le persone di qualsiasi età che hanno la febbre o la tosse e che respirano affannosamente, hanno dolore o senso di oppressione al petto, o hanno difficoltà a parlare o muoversi, devono consultare immediatamente un medico."

Cioè, i pazienti saranno in grado di mostrare difficoltà nella comunicazione sia attraverso il linguaggio orale che gestuale, poiché possono essere limitati anche nei loro movimenti, il che può influire sulla loro capacità di chiedere aiuto quando necessario. Un aspetto fino ad ora non preso in considerazione, dove le persone lievemente sintomatiche sono rimaste nelle loro case, seguite telefonicamente riguardo la loro evoluzione, principalmente per quanto riguarda la temperatura corporea, che esclude chi proprio a causa di detta malattia, non riesce a comunicare correttamente.

Emozioni e COVID-19

L'umore è il modo in cui si affrontano le attività quotidiane e il modo in cui si risponde alle difficoltà che sorgono (@DrRomero_neuro, 2020) (vedi Immagine 25).

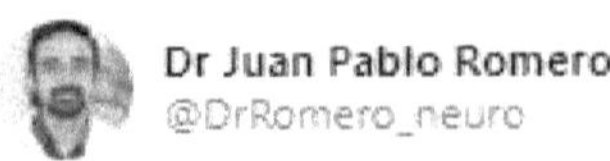

El fornix (significa arco) es una superautopista que conecta el hipocampo (memoria) con el hipotálamo (hormonas y sistema autónomo). Es el mecanismo por el que tu "mente" puede influir en tus hormonas y cambiar cómo te sientes. El cuerpo sano tb depende de una mente sana.

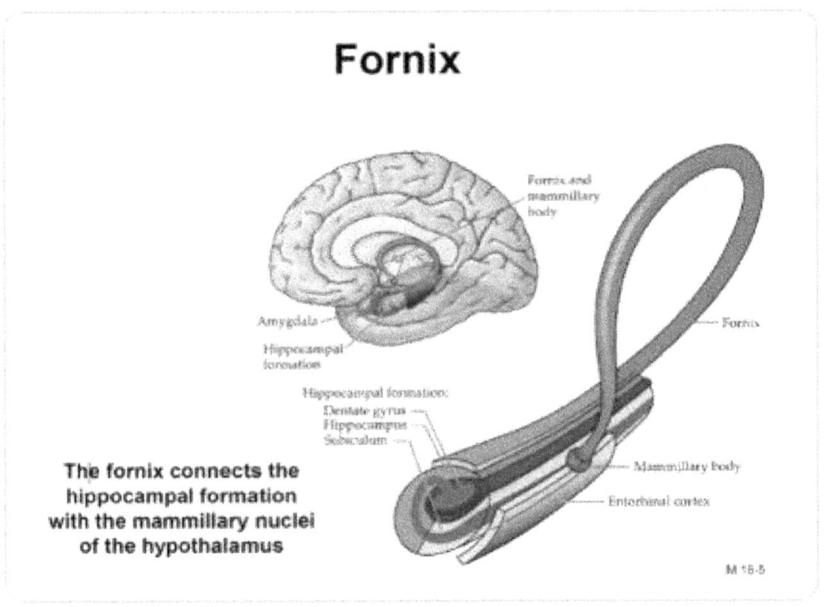

6:53 a. m. · 13 feb. 2020 · Twitter for iPhone

Immagine 25 Tweet Fornice

Traduzione Immagine 25: La Fornice (significa arco) è una super autostrada che connette l'ippocampo (memoria) all'ipotalamo (ormoni e sistema autonomo). È il meccanismo per il quale la tua "mente" può influire sui tuoi ormoni e cambiare lo stato di come ti senti. Men sana in corpore sano.

La cosa più salutare è adattare questo stato alle circostanze, quindi in un certo momento può essere richiesto un certo livello di attività superiore, sia per dare una risposta rapida che energica. Altre volte invece si dovrebbe essere calmi e lenti.

Pertanto, ognuno durante la giornata attraversa solitamente quasi tutti gli stati d'animo, con momenti di maggiore o minore intensità di attivazione personale a seconda delle circostanze che circondano l'individuo.

Tuttavia, quando questi stati vengono alterati, si sta rispondendo in modo non corretto alle esigenze del momento, cioè in modo inappropriato, con iperattività o inattività, anche se le circostanze non lo richiedono.

Ciò non solo metterà a repentaglio l'efficienza del lavoro svolto, ma influenzerà anche le relazioni sociali, familiari e di coppia.

Tali alterazioni dell'umore possono diventare "croniche", facendo sì che la persona mantenga un livello di attivazione elevato continuo, con conseguente spesa per la propria salute, provocando irritabilità, espressioni verbali e anche aggressività, come si può osservare nei disturbi d'ansia, dove c'è un continuo e alto livello di attivazione non giustificato dalle circostanze.

Quando una risposta a bassa attività diventa cronica, le relazioni sociali, familiari e personali saranno danneggiate, ma al contrario, quando è presente un'eccessiva passività, può portare all'inazione e alla dipendenza assoluta dagli altri per svolgere anche i compiti più semplici. Questo è ciò che accade nel disturbo depressivo maggiore, dove uno stato rilassato e piacevole diventa cronico e diventa parte del modo di agire dell'individuo.

A quanto detto sopra, va aggiunto che uno dei problemi che si possono riscontrare più frequentemente nella consultazione è in relazione alle emozioni, sia a causa dell'eccessiva attivazione, in caso di stress e ansia, sia a causa della loro inibizione, in caso di tristezza e depressione. Ma non è solo perché le persone sono più sensibili a questi problemi, e quindi vanno più frequentemente al consulto psicologico, ma sono anche i problemi più comuni sofferti, molto più di ogni altro disturbo del campo di salute mentale.

La tristezza è uno stato in cui la persona smette di sentirsi "piena" o almeno "normale", ed è considerata una delle emozioni di base, insieme alla felicità o alla paura.

I motivi che possono generare tristezza sono tanti, dalla perdita di una persona cara al non aver raggiunto un obiettivo desiderato, ma forse il più grave è dovuto alla presenza di una malattia, soprattutto se incurabile o cronica.

La relazione tra salute fisica e mentale da tempo è stata messa in discussione. Quando qualcuno soffre di una malattia fisica, questo avrà un effetto diretto sul suo stato d'animo, e questo sul resto delle aree della persona, incluso il suo modo di relazionarsi con se stesso e con gli altri.

Quando ci si sente male, ad esempio, a causa di una malattia cronica, questo può alterare in modo significativo l'umore e può persino portare alla depressione.

Tuttavia, quando compaiono i sintomi della depressione, la situazione peggiora, poiché gli effetti che questi hanno sulla salute sono importanti, riducendo la qualità della vita della persona, con un calo dell'umore, ma anche del sistema immunitario, che consente al paziente di entrare in un circolo vizioso.

Peggio si è messi fisicamente, peggio ci si sentirà psicologicamente e si soffrirà di più sintomi depressivi, il corpo risponderà peggio e quindi, invece di facilitare il recupero, si avrà un danno.

Le conseguenze di questo circolo vizioso sono un peggioramento dei sintomi, peggiorando la qualità della vita del paziente, rendendolo meno tollerante a ciò che gli accade e con ciò ha una prognosi peggiore, rispetto ad un altro che non ha questi sintomi associati alla depressione.

Da qui l'importanza di rilevare i primi sintomi della depressione, per poterli curare il prima possibile in modo che non progredisca e danneggi maggiormente la salute.

La depressione, può essere distinta tra esogena ed endogena, in base alla sua origine. Nel primo caso detta depressione deriva da eventi esterni "negativi" che la persona sperimenta e che influenzano il suo umore, ad esempio, esaurimento o perdita emotiva di una persona cara, come la tristezza provocata oltre il periodo del lutto.

Tra i tanti effetti della depressione, si può riscontrare che è caratterizzata da sensi di colpa, disperazione e inutilità, con pensieri negativi, oltre ad un aumento della sensibilità al dolore, con disagio persistente, problemi digestivi, affaticamento, irritabilità, perdita d'interesse per ciò che piaceva, difficoltà di concentrazione, nonché disturbi del sonno, che possono influenzare sia per eccesso che per difetto. Allo stesso modo, soffrire di depressione produrrà cambiamenti a livello neuronale, specialmente quando diventa cronica (@vicatallah, 2020) (vedi Immagine 26).

Nonostante quanto commentato, il rapporto tra salute fisica e psicologica è stato stabilito da tempo, sono attualmente in corso nuove scoperte. Fino ad ora si sapeva che quando si "maltrattava" il corpo con troppa pressione, questo causava una grande usura e quindi aveva maggiori possibilità di "cedere" prematuramente.

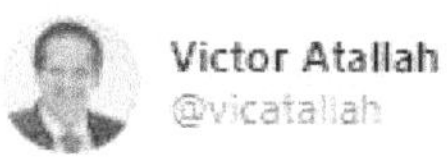

Victor Atallah
@vicatallah

La depresión puede cambiar el cerebro. Personas deprimidas más 10 años muestran 30% más inflamación cerebral y Disminuye actividad área prefrontal cerebro, asociado razonamiento, personalidad y juicio. Puede llevar pérdida células cerebrales, problemas memoria y altera ánimo #VA

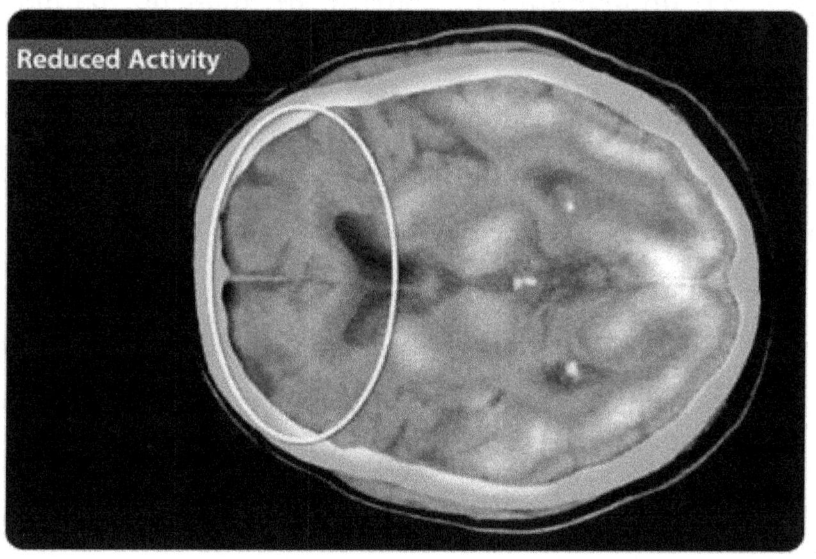

1:24 a. m. · 17 may. 2020 · Twitter Web App

Immagine 26 Cervello e Depressione

Traduzione Immagine 26: La depressione può cambiare il cervello. Persone depresse da più di 10 anni mostrano il 30% in più d'infiammazione cerebrale e la Diminuzione dell'attività dell'area prefrontale del cervello, associato alla ragione, alla personalità e al giudizio. Può presentare la perdita di cellule cerebrali, problemi di memoria e alterazione dello stato d'animo #VA

Almeno questo è stato confermato da studi a partire dagli anni Sessanta, in cui è emerso il termine Personalità di Tipo A, per definire quegli individui che erano particolarmente competitivi, irrequieti e con alti livelli di stress e ansia nella loro vita quotidiana.

In queste persone, è stato riscontrato che avevano maggiori probabilità di soffrire di qualche patologia cardiaca, come l'infarto, che, se si verifica, non solo aumenta la possibilità di avere un altro infarto, ma indebolisce anche significativamente questo muscolo importante, cioè il cuore, potendo in molti casi abbreviare mesi e persino anni di vita.

Al contrario, il termine personalità di tipo B è nato, come personalità che protegge la propria salute, caratterizzata da un individuo calmo, con una mente pacifica, dove è governata dai valori della cooperazione e della creatività e può essere ugualmente efficace nella sua faccende domestiche.

In questo caso il cuore, lungi dal subire le "puntate" quotidiane, sembra essere protetto e con questo ci sono meno attacchi rispetto alla personalità di tipo A, ma che dire di quelle persone che soffrono di depressione?

A questo ha cercato di rispondere la School of Experimental Psychology, Università di Bristol (Inghilterra) (Thomson, 2014). È stato condotto uno studio a cui hanno partecipato 1413 persone, di cui 785 avevano sofferto di depressione (480 endogena e 205 reattiva), la cui età media variava dai 44 ai 58 anni, in cui soffrivano rispettivamente di depressione reattiva e depressione endogena; tra i partecipanti più della metà, il 67,7% erano donne.

Come gruppo di controllo, sono stati utilizzati i dati del Register of the National Health Service of England, dove sono state ottenute informazioni sul numero di attacchi di cuore subiti, nonché sul tasso di sopravvivenza delle persone della stessa età.

I risultati hanno rilevato che gli uomini tendono a subire un significativo accorciamento della vita a causa di problemi associati al cuore, ma questa relazione si verifica solo in caso di depressione endogena.

Ovvero la depressione causata dalla situazione che si sta attualmente vivendo in relazione al confinamento, e all'impossibilità di svolgere alcune attività che in precedenza "arricchivano" la vita emotiva della persona, e la cui "perdita" temporanea può causare la sintomatologia depressiva, che nonostante tutto, e sulla base di ricerche precedenti, non rappresenterà un rischio per la salute in termini di riduzione degli anni di vita. Nonostante ciò, è necessario prestare attenzione agli stati emotivi, in quanto questi possono essere influenzati dall'attuale situazione di reclusione che causa la comparsa di depressione e ansia (@LANACION, 2020) (vedi Immagine 27).

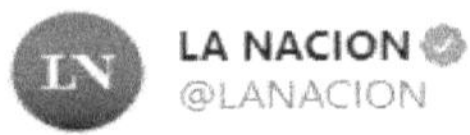

Coronavirus: uno de cada tres argentinos siente depresión y ansiedad por la cuarentena dlvr.it/RSs5m5

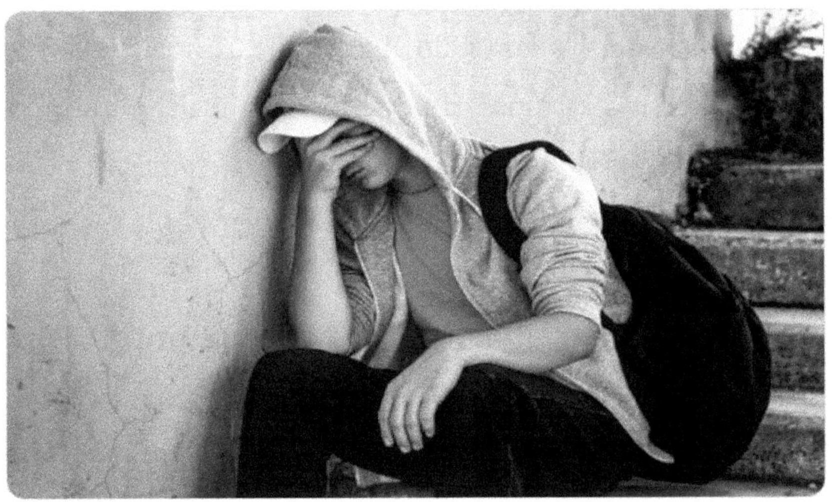

10:42 p. m. · 30 mar. 2020 · dlvr.it

Immagine 27 Tweet Depressione in quarantena

Traduzione Immagine 27: Coronavirus: un argentino su tre è depresso e ansioso a causa della quarantena – link-

Per quanto riguarda lo stress, viene indicato che nell'arco della giornata sono numerose le situazioni che richiedono la massima attenzione, in cui si deve dare la migliore risposta possibile, sia per fretta che per potersi occupare di più esigenze contemporaneamente. Queste richieste producono stress, che altererà il normale ciclo sonno-veglia, causando in molti casi insonnia.

Quindi, lo stress mantenuto a medio o lungo termine può essere dannoso per la salute, è quella che viene chiamata angoscia, ma esiste anche uno stress "buono", cioè quello che per un breve periodo di tempo esalta le capacità e fa dare risposte più accurate nelle attività da svolgere, questo secondo tipo di stress è chiamato eustress.

Che sia "buono" o "cattivo" dipende tanto dalla valutazione psicologica di eventi e situazioni stressanti, quanto dalla loro persistenza per un certo tempo. Quindi, una situazione valutata come stimolante, ma attraente come un modo per migliorare o "mettersi in mostra", spinge a dare il meglio di sé, ottenendo successi che altrimenti non si otterrebbero. Tuttavia, se quella situazione si mantiene nel tempo, si verifica l'esaurimento delle risorse, come spiegato nella Sindrome di Adattamento Generale (Selye, 1946), e con questo smetterebbe di essere motivante, diventando qualcosa di "insopportabile", dando spazio alla malattia; sindrome in cui le situazioni stressanti sono suddivise in tre fasi:

- La reazione iniziale o di allarme, dal momento in cui si verifica lo stimolo o la situazione stressante, il corpo deve prepararsi a rispondere.

- La resistenza o Adattamento, in questa fase viene messo in moto il meccanismo Ipotalamo Ipofisi Surrene (HPA) per rispondere alla domanda stressante. Se questo scompare, l'organismo tenderà ad una "disattivazione" prodotta da un meccanismo di feedback negativo, che utilizza la stessa via HPA, in modo che il cortisolo delle ghiandole surrenali inibisca la produzione dell'ormone di rilascio della corticotropina dalla ghiandola pituitaria e, con questo, disattiverà l'asse HPA, recuperando così i livelli basali prima dell'inizio dello stress. D'altra parte, se viene mantenuto lo stimolo dello stress, l'organismo passerà alla fase successiva.
- Il finale o esaurimento, in base al fatto che le risorse dell'organismo sono limitate e disponibili per un breve periodo, dopo di che si ha un esaurimento delle stesse, nonché lo stato di tensione che lo origina. Questo esaurimento porterà tutta una serie di conseguenze nei diversi sistemi coinvolti che possono portare la persona ad ammalarsi.

Lo stress a medio termine avrà una serie di conseguenze, come dolori muscolari, disturbi del sonno e dell'umore e immunodeficienza.

D'altra parte, lo stress cronico provocherà effetti più gravi, poiché è responsabile di disturbi digestivi, che possono portare ad ulcere e diarrea, obesità per aumento dell'appetito e di conseguenza ad un aumento della possibilità di soffrire di diabete, indebolimento del sistema immunitario, maggiore esposizione a infezioni e raffreddori, perdita di memoria, motivazione, sonno, umore alterato, aumento della pressione sanguigna e della frequenza cardiaca, accumulo di colesterolo e trigliceridi nel sangue, con aumento del rischio di malattie cardiache e ictus.

A livello psicologico aumenterà anche la sintomatologia di alcuni disturbi, come nel caso della schizofrenia, dove maggiori sono i livelli di stress, maggiore è l'espressione dei sintomi psicotici. Nelle persone normali, la tossicità acuta di alti livelli di cortisolo nel cervello, porta ad influenzare alcune strutture neuronali con un conseguente peggioramento della performance cognitiva, come nel caso dell'ippocampo, necessaria per l'instaurarsi di un nuovo apprendimento .

Tuttavia, c'è stato un cambiamento che ha avuto un grande impatto sui cittadini, il confinamento della popolazione per mesi nelle loro case. Anche se questa può essere una delle misure più mediatiche e persino più impopolari, soprattutto quando per la prima volta nella storia il governo cinese è arrivato a chiudere una delle sue province, impedendo la libera circolazione dei suoi abitanti e stabilendo che si chiudessero a chiave nelle loro case permettendo loro di uscire solo per procurarsi il cibo.

Una situazione senza precedenti fino ad oggi, ma che è giustificata dalle autorità sanitarie come mezzo per contrastare la diffusione del COVID-19 e ridurre così la possibilità di contagiare altri cittadini. Oltre a questo, il resto del Paese è "protetto" dalla sua diffusione.

Misura che è stata adottata dall'Italia quando il numero delle persone colpite è cresciuto in modo incontrollabile, e poi da molti altri paesi con una restrizione maggiore o minore.

Se ci mettiamo nei panni di un comune cittadino di quella città, ci renderemo conto di cosa significa che dall'oggi al domani viene posto un limite ai propri viaggi, si viene chiusi a casa propria per giorni e giorni, senza sapere quanto tempo durerà la situazione e tantomeno se sarà efficace.

Cambiamento che influenza il modo di comunicare con gli altri, basato sull'uso delle nuove tecnologie, quindi si è cercato di occupare i cittadini attraverso attività di svago, oltre a consigliare di condurre una vita ordinata dal punto di vista alimentare, igienico e sportivo. Quanto riferito, è adattato a persone di ogni età, ma quali conseguenze ha il confinamento dei cittadini sullo stato d'animo?

A questo si è cercato di rispondere con uno studio condotto dall'Università di Valladolid (Spagna) (Odriozola-

González, Planchuelo-Gómez, Irurtia-Muñiz, & Luis-García, 2020). Allo studio hanno partecipato 3550 adulti, che hanno risposto telematicamente a due questionari, il primo per valutare i sintomi depressivi e ansiosi, attraverso la Depression Anxiety Stress Scale (Henry & Crawford, 2005), il secondo per valutare lo stress post-traumatico attraverso l'Impact of Event Scale (Horowitz, Wilner e Alvarez, 1979).

I risultati riportano sintomi di ansia nel 32,4% dei partecipanti, mentre il 37% ha sofferto di stress e il 44,1% di depressione, con livelli più elevati che si verificano tra le donne e i giovani, soprattutto tra coloro che hanno mostrato precedenti problemi di ansia e depressione, e che hanno subito sintomi che potrebbero far sospettare di aver avuto COVID-19 secondo un'autovalutazione. Cioè, in base a questi risultati, 1 cittadino su 3 soffrirà di sintomi associati a stati emotivi, che saranno mediati principalmente dal sesso, dall'età e dal fatto che abbiano avuto o meno una storia di ansia e depressione prima del confinamento.

Una situazione che genera alti livelli di stress mantenuti nel tempo, che segneranno ogni persona in modo diverso in virtù delle proprie caratteristiche psicologiche, che, una volta terminata la quarantena, in alcuni casi mostreranno conseguenze a medio e lungo termine.

È quindi prevedibile che si verifichi un maggior numero di casi di depressione o stress post-traumatico rispetto alla popolazione che non ha dovuto passare per detto confinamento domiciliare, come si è visto tra quelle isolate nel caso di Sindrome Respiratoria Acuta Grave, che proviene dalla famiglia dei coronavirus che causa una polmonite grave, la cui comparsa si è verificata nel 2003 (Luna, 2020).

Questi sono i casi più frequenti coinvolti nella comparsa di disturbi dell'umore, sebbene possa verificarsi anche una combinazione di entrambi gli stati, passando da uno depressivo a uno maniacale, in questo caso sarebbe un disturbo bipolare, dove la cosa che predomina, appunto, sono i cambiamenti dello stato d'animo non adattati alle circostanze che si vivono.

L'improvviso cambiamento di stato, senza preavviso, o l'intensità di alcuni episodi, sia maniacali che depressivi, possono sconcertare e persino confondere chi ti è vicino.

Sebbene attualmente esistano trattamenti specifici per il controllo dei sintomi, che forniscono un periodo più lungo di tempo stabile, questo trattamento viene talvolta abbandonato dai pazienti.

Credere di essere già "guariti" o di "non averne più bisogno" sono le ragioni principali per cui sostengono di interrompere il trattamento, ma i pazienti con disturbo bipolare come vivono la loro psicopatologia?

Questo è quanto ha cercato di scoprire il Dipartimento di Psicologia dell'Università di Kumaun (India) (Chandola, 2016).

Lo studio ha incluso 40 pazienti con diagnosi di disturbo bipolare e 40 senza tale disturbo, che avrebbero agito come gruppo di controllo con cui confrontarsi. A tutti è stato chiesto di compilare il Dimension Personality Inventory (Bhargawa, 2012).

I risultati mostrano differenze significative per quanto riguarda il genere (maggiore incidenza nelle donne), l'età (maggiore incidenza tra gli adulti tra i 40 ei 50 anni rispetto ai giovani tra i 20 e i 30 anni), ma non sono state riscontrate differenze significative tra la valutazione dei pazienti con disturbo bipolare rispetto al gruppo di controllo.

Gli autori dello studio sottolineano che, il riscontro è inaspettato, poiché a differenza di altre psicopatologie che si esprimono con sintomi meno evidenti, dove il paziente è cosciente e soffre della sua malattia, nel caso di disturbo bipolare, c'è una dualità di sintomi evidenti, che può notare una qualsiasi persona esterna; nonostante ciò, questa situazione non produce sofferenza psicologica.

Oltre a queste conseguenze "sociali", ci sono cambiamenti neuronali nei pazienti dovuti alla sofferenza di tale disturbo a medio e lungo termine (@IntraMednet, 2019) (vedi Immagine 28).

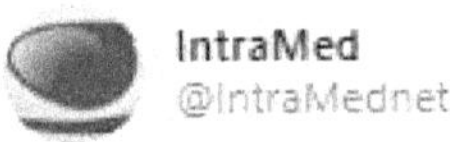

La neurotoxicidad del trastorno bipolar: hay pérdida progresiva de la integridad neuronal.
intramed.net/94939

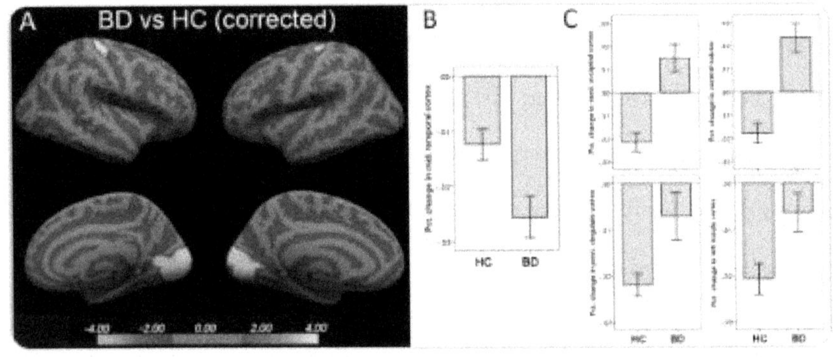

7:16 p. m. · 1 oct. 2019 · Twitter Web App

Immagine 28 Tweet Disturbo Bipolare

Traduzione Immagine 28: La neurotossicità del Disturbo Bipolare: c'è una perdita progressiva dell'integrità neuronale.

Pertanto, soffrire di questo disturbo in una situazione come il confinamento per giorni e giorni, in detto paziente può portare a una serie di problemi, sia in termini di compliance al trattamento, che può tendere ad abbandonarlo e quindi ad aumentare i suoi sintomi, sia per quanto riguarda la convivenza con altri familiari o con gli operatori sanitari, che subiranno l'abbandono del farmaco, essendo in alcuni casi oggetto degli episodi maniacali che subirà il paziente bipolare.

Capitolo 5. Un neuropsicologo ai Tempi del COVID-19

Se devo condividere l'esperienza di ciò che ho vissuto da neuropsicologo ai tempi del COVID-19, come comunicare, come esprimere ciò che ho sperimentato e vissuto, quel miscuglio di emozioni che ti portano a sentirti come fossi in un sogno, la percezione dell'irrealtà e della stranezza...tutto questo mi ha fatto ricordare una sensazione familiare, già provata da me prima...ancora la sensazione di vivere in un sogno, la percezione che tutto ciò che si è vissuto sia un brutto sogno, non può essere altrimenti; o la negazione, pensando che non è così grave, che probabilmente tutto finirà nel nulla, in preda allo spavento, pensando che forse questa brutta "bestiola" non è poi così male. Si sperimenta che il mondo è cambiato e, ovviamente, sì è cambiato, abbiamo perso la nostra routine, la nostra normalità, la nostra vita ha preso una piega inaspettata, totalmente inaspettata, sembra che ciò che abbiamo vissuto sia più tipico di un film di fantascienza, non può accadere, non può essere reale...e tutta questa esperienza e questi pensieri risuonano dentro di me come già vissuti, mi sento strana, sento che un'intera società è diventata vulnerabile, e con essa, io, che sono una in più, e ne faccio parte.

La società del benessere, dei piaceri e dei consumi, la società della libertà e del progresso tecnologico, la società che conquista lo spazio, la società delle grandi scoperte e dei grandi progressi scientifici, la società in cui l'uomo fa grandi esperienze, con una certa percezione di grandezza, l'Homo Sapiens, l'apice dell'evoluzione, il re di tutte le specie, al culmine, che domina il mondo naturale, o almeno così pensavamo o così sentivamo. Non tutto quello che ho vissuto mi ha fatto sentire piccola, vulnerabile, indifesa, privata del mio percorso e del mio obiettivo; la vera luce è quella che ti rende luminoso e comprensivo, la saggezza che rivela tutte le domande e le preoccupazioni. Vogliamo sapere dove stiamo andando, vogliamo capire il Perché dell'esistenza, vogliamo vedere luce e speranza di fronte ad ogni vento contrario. L'uomo... sarà che l'uomo ha sbagliato strada, così tanto progresso tecnologico è scivolato dalle sue mani, la curiosità per la conoscenza, la carriera della conoscenza lo ha portato ad esplorare mondi proibiti e ad andare oltre i limiti che impone il mondo naturale. Questo virus, il micro-virus, che c'è ma non si vede, potrebbe essere una conseguenza del male dell'essere umano? Dopo che l'evoluzione tocca l'involuzione dell'essere umano, il suo destino è quello di soccombere a se stesso?

Il grande Homo Sapiens ha creduto di essere il proprietario di ciò che non è suo, non ha saputo rispettare i limiti imposti dalla natura, non ha saputo prendersi cura di quella natura che ci nutre, ci dona ossigeno, ci dona bellezza, ci mette in contatto con il trascendente. L'uomo ha voluto lasciare il posto che gli spetta, l'homo sapiens, homo intelligente, a cosa è servita la sua intelligenza?

Un microrganismo visibile solo con lenti d'ingrandimento e ad alta risoluzione, ha destabilizzato tutta l'umanità e, con esso, viene messo in discussione il senso stesso dell'esistenza..., l'uomo alla ricerca del senso, cerca di capire l'assurdità del COVID -19.

I nostri schemi sono stati infranti, ciò che stiamo vivendo sfugge ad ogni logica e comprensione, l'uomo s'interroga, vuole capire, vuole sapere, vuole comprendere, ma non c'è schema mentale che dia un senso ad un evento che sembra un sogno ad occhi aperti, o forse questo che viviamo è solo un sogno?

L'intera società, l'intera umanità, sta vivendo e sta subendo un evento traumatico. È prima volta che la durezza della vita si mostra a tutti, nessuno si salva, siamo tutti dentro ad una furiosa tempesta che si è presentata come un vero uragano, che barcolla dentro di noi, spogliandoci in un secondo, di tutto ciò che ci dava sicurezza e stabilità. Improvvisamente, ci troviamo a camminare, come funamboli, attraverso la fune e, sotto, l'abisso del nonsenso, un vero ciclone che ci agita e che mette in discussione la nostra scala di valori, una tempesta che svuota l'essere umano, che gli porta via tutto e lo lascia senza meta, di fronte ad un mostro che sconcerta, per quanto minaccioso e sconosciuto, colpisce ogni abitante di questo mondo; siamo bloccati in un sogno dal quale ci vorremmo svegliare, come fossimo dentro un brutto incubo.

Percepire l'irrealtà, sentire pienamente la derealizzazione, quella percezione che ti fa sentire che il mondo intorno a te è cambiato; si sente la spersonalizzazione, il sé sperimenta se stesso in un modo insolito, strano, si sente dentro con estraneità. Io, in un mondo di sogno, io che mi sento un sé sconosciuto, cambiato, diverso. Tuttavia, sia il mondo che il sé sono vissuti con una sfumatura di stranezza, si percepisce qualcosa nell'ambiente, la presenza di un abitante inaspettato, che si auto-invita a vivere in mezzo a noi, il suo nome sappiamo tutti qual è, COVID-19, che ha fatto irruzione nelle nostre vite senza preavviso, una tattica di guerra perfetta tanto da renderci indifesi e vulnerabili.

Dà la sensazione che la vita si sia accorciata, che niente sia al sicuro, che niente sia come sembra, chi ci avrebbe detto all'inizio dell'anno che saremmo stati confinati nelle nostre case o in una stanza d'ospedale.

La vita è diventata incerta, siamo sfuggiti al controllo, oggi sono qui e domani potrei non esserlo, oggi ho una madre, domani potrei non averla più. La tragedia si vive, si sente, l'entità della tragedia appare dentro di noi, la morte si annida, chi non ha pensato alla propria morte, chi non ha temuto per la sua famiglia, chi non si priva dei suoi anziani per salvarli da questo odore intenso di tragedia; la paura si è radicata dentro di noi.

Le strade vuote, sulla strada per il lavoro, l'M-50 sembra il regno dei camion, qualche macchina mi fa sentire un po' in compagnia, ma mi sembra di essere un sogno, è come se l'umanità si fosse improvvisamente estinta, la verità è che non ci sarà più quello che c'era prima, dobbiamo prepararci per una nuova tempesta, una tempesta che annuncia l'arrivo di una nuova era, un cambiamento nella vita, nelle abitudini e nei costumi, un cambiamento nel modo in cui ci relazioniamo.

Tutto sembra far pensare che il mondo stia per raggiungere l'autentica trasformazione digitale, computer, telecomunicazioni, realtà virtuale, intelligenza artificiale, immunità a qualsiasi microrganismo che spodesterà l'Homo Sapiens; una nuova era in cui l'uomo perde il suo regno, sembra che i circuiti, i cablaggi, i codici numerici...tutto questo mondo intelligente, artificiale, ma intelligente, possano cambiare ogni casa, ogni posto di lavoro, ogni istituzione scolastica.

L'assistenza sanitaria verrà salvata dal coronavirus,

ma l'Homo Sapiens deve adattarsi al dominio di questi nuovi esseri, che non hanno un corpo, per soccombere ad un microrganismo, ma hanno intelligenza, una grande infinità di applicazioni e possibilità, come in Matrix. Potremmo diventare puro cablaggio per quel desiderio di riconquistare la posizione perduta? Regnare di nuovo e adattarci alla nuova era o soccombere, l'Homo Sapiens vuole riconquistare la vetta.

Fai clic su questo collegamento e avrai un'idea di come potrebbe essere il dottore del futuro https://youtu.be/HfVeUNHAD44

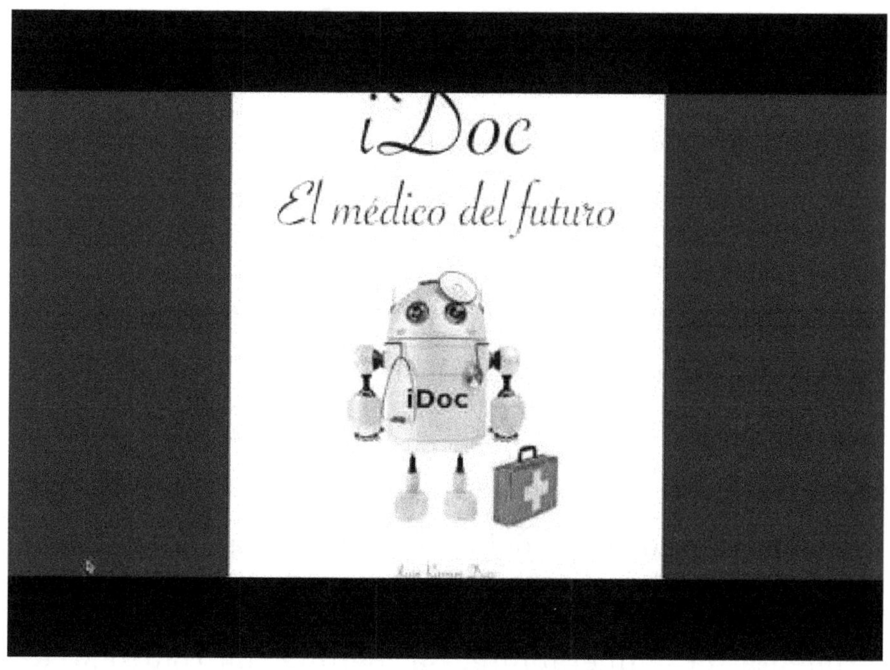

Ognuno di noi è protagonista di un momento storico, di quelli in cui c'è una rottura radicale dopo una crisi che mette in pericolo le fondamenta di un'intera società, di tutta l'umanità.

Non avevamo mai sperimentato la chiusura delle scuole, la paralisi delle grandi potenze, non avevamo mai sperimentato nulla che ci colpisse tutti, al punto da entrare nelle nostre case, nel nostro presente, in ogni momento, in ogni conversazione, in ogni pensiero.

Siamo immersi completamente nella nostra attività lavorativa, respiriamo il COVID-19, se si può chiamare respirazione, perché il COVID-19 ci toglie anche quell'ossigeno che ci dà la vita, sperimentando il flusso della vita in condizioni normali, il flusso di vita che respira libertà e controllo sul corso degli eventi.

Sembra che la vita chieda all'uomo un cambio di scena, nuove basi su cui ancorare un'intera società, che sarà una società nuova, una società che chiede cambiamento e adattamento ad una nuova realtà.

Siamo una società segnata dalle avversità, siamo passati dall'essere la società del benessere, all'essere specialisti del dolore e della sofferenza, sappiamo cosa significa sperimentare la paura e come, nella vita stessa, si sperimenta la vulnerabilità, la perdita di controllo e l'impotenza, di fronte ad un COVID-19 che intimidisce un'intera società.

Un minuscolo microrganismo si sta agitando, sta scuotendo le fondamenta di tutta l'umanità, niente tornerà ad essere quello di prima, nel bene e nel male, la società stessa sperimenterà nelle sue stesse viscere cos'è la Resilienza, quella realtà che dà senso, che ti riempie di illusioni e ti dà la possibilità di rialzarti, tutte le volte che è necessario. Tante volte ci alziamo e spieghiamo le ali per ritrovare la vita, quella vita in cui il COVID-19 ha strappato tutta la tranquillità, ha portato via tutta la sicurezza, tutta la capacità di controllo, ci ha inondato d'irrequietezza e nervosismo, di smarrimento, d'incredulità, di sorpresa, di disagio.

Sento tutto quello che penso e scrivo. Quando noti questa sensazione che la tua vita si sia accorciata, questa sensazione di essere in un sogno da cui vuoi svegliarti, questo sentirti con estraneità, da depersonalizzazione. Voler sapere e capire cosa sta succedendo, non voler vedere e negare le avversità che stanno accadendo, è il tipico quadro emotivo che si verifica quando un'avversità su larga scala fissa il suo sguardo su di te e ti fa sentire incapace di affrontare le situazioni, la percezione dalla velocità della strada mentre la tua vita scorre lenta, senza uno schema mentale che ti aiuti a fermarti e a pensare di vivere la stranezza di un mondo che non può essere reale, ma è reale.

Sta succedendo, è qui, lo stiamo vivendo, ma non ci sono precedenti, non c'è un'esperienza simile che ci aiuti ad assimilare, a digerire tanta tragedia, tanto dolore, in mezzo alla perdita della normalità, il giorno in cui passa in maniera ordinaria. Quando tornerà il senso di sicurezza di un'intera società? Quando potrò sentirmi al sicuro io stessa? Quando supererò questa sensazione di essere dentro un sogno? Questa esperienza è familiare, molto familiare, tremendamente familiare.

L'ho vissuta prima d'ora, ma è stata una tragedia che ha colpito solo me, non tutta l'umanità. Era qualcosa a cui la morte non arriva, qui la perdita dei propri cari ha un impatto pieno, ho vissuto questo misto di sorpresa inaspettata, di stranezza perché difficile da assimilare e da digerire, ho sperimentato la perdita di sicurezza, la perdita di controllo, l'essere indifesa, quando quattro anni fa mi è stato diagnosticato il Parkinson.

È come se una goccia d'olio entrasse nel tuo cervello, e che a poco a poco lo permea nella sua interezza, togliendoti la vita, proprio come sarebbe essere sani, senza sapere il come, il quando, il tempo o le scadenze .

Un insetto è entrato anche nel mio cervello, minacciando di infettare tutto il tessuto nervoso sano, come se il mio cervello fosse un altro mondo, in un'altra dimensione, un mondo veramente complesso che mi rende quella che sono, dove il mio sé sente e sperimenta, lo so. Sentire di vivere con continuità d'identità, quell'organo sede dell'intelligenza, il cablaggio nervoso, minacciato dal Parkinson, non è COVID-19, ma è lì, che insegue il mio cervello, minaccioso e, ora si aggiunge un'altra realtà, che supera la gravità per la sua ripercussione su ogni essere umano, che minaccia di morte in ogni casa.

Non avrei mai pensato che avrei potuto vivere una tragedia più grande di una diagnosi di Parkinson, queste emozioni che provo, le ho già vissute, ma come ho fatto allora, mi alzo, apro le ali e comincio a sorvolare tutte le avversità, anche se ci sono fulmini e tuoni, volo alta, altissima, per innalzarmi al di sopra di ogni tempesta e di ogni tempesta e bufera, cercando un sentiero, cercando un cammino verso la felicità, per altre aquile che prendono il volo, conquistando vette, prendendo il sopravvento sulle onde della vita.

Vedo tante persone sulla cresta dell'onda, come veri campioni, controllare quel vento contrario, portarlo ad intraprendere il percorso, con forza, carico di roccaforti fortificate dalle avversità, i nostri professionisti della salute, i miei colleghi tutti, che da autentici coraggiosi, ogni giorno nei loro ospedali vivono il dramma, vedono ciò che non vediamo. In prima linea la tragedia colpisce i loro cuori, indossano i loro DPI che salvano le loro vite, ma non li proteggono dall'impatto emotivo di vedere così tante persone di tutte le età morire in modo massiccio, che non avevano ancora dovuto lasciare questo mondo, in solitudine...vero dramma, vita in tutta la sua asprezza.

Il DPI non protegge dalla sofferenza psicologica, quella routine quotidiana di esporsi alla tragedia, la tragedia diventa la routine di ogni giorno, non ci può essere un impatto emotivo maggiore di rivivere ripetutamente il trauma, questo non diventa normale, non diventa routine, perché ogni giorno si sperimenta l'impatto della tragedia che fa male dove c'è già una ferita, una ferita che diventa più profonda se non riceve guarigione e riposo, il DPI non protegge da un simile dramma.

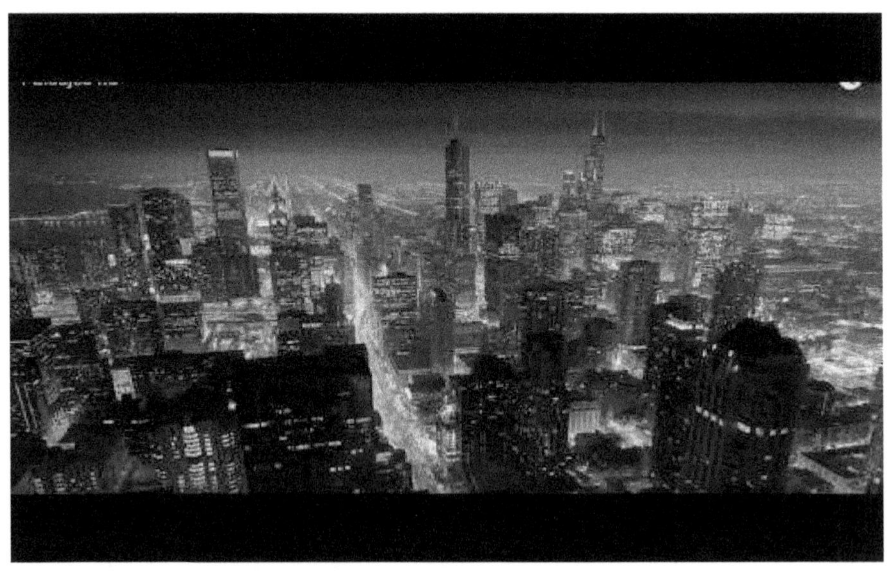

https://youtu.be/Aj9ke0FMHPw4

Tutto questo, pone l'essere umano di fronte alle domande dell'esistenza, le domande più sciocche, il Perché esistiamo qui? Perché esiste questo mondo? Perché esiste la sofferenza? L'essere umano urla PERCHÉ?

Dubbi e domande che ci portano ad una riflessione più profonda alla ricerca di risposte, sul senso dell'esistenza.

Domande che cercano disperatamente risposte, la ricerca di un senso in mezzo alla tragedia, ora arriva un'altra tragedia, una nuova ondata, quella di chi sperimenta il vuoto esistenziale, di chi la mancanza di senso invade la propria anima, e quando l'aspra battaglia dà una tregua, apparirà una nuova tempesta, la tempesta interiore di chi si dispera perché vuole fuggire dall'insensatezza, dal soffocamento del vuoto esistenziale, dall'autentica privazione di quell'aria che dà vita.

Dopo aver affrontato la tragedia, appare un'altra tragedia che minaccia l'essere umano stanco di soffrire e incapace di sanare la ferita del dramma dell'esistenza, quando la tragedia ha permeato il sé, lasciando il sé in una condizione impotente che porta all'assenza del modo e alla sperimentazione del nonsense.

Clicca su questo link dedicato al servizio sanitario sul campo di battaglia, in prima linea di guerra.

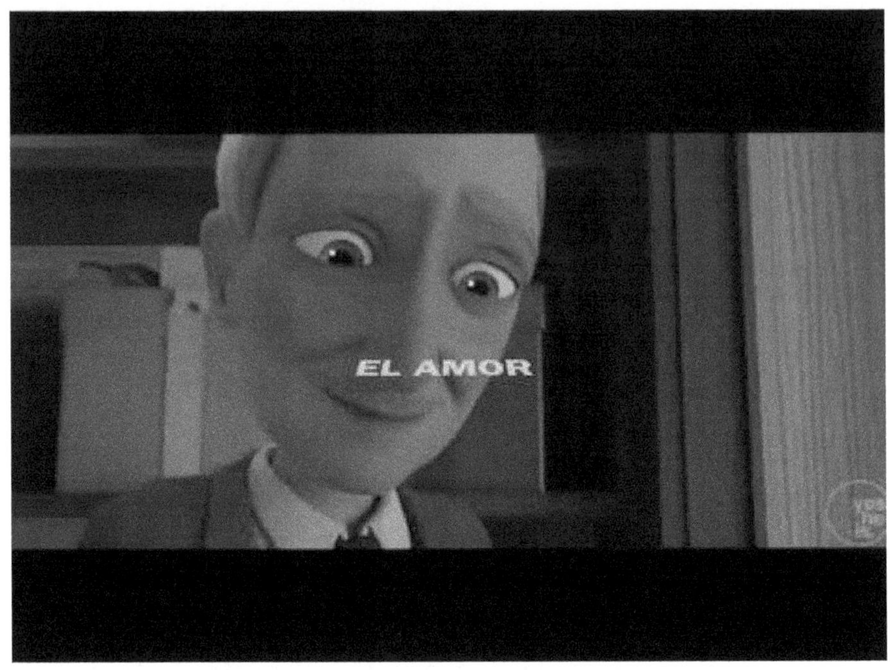

https://youtu.be/WQDXGPatq6c

Come parlare di Neuropsicologia ai tempi del coronavirus, come parlare dell'impatto delle emozioni, come esprimere a parole come si vive nell'ambiente rarefatto che colpisce il cuore di un ospedale di riabilitazione, un cuore composto da tutti i suoi membri, dai professionisti, ai pazienti, ai familiari, a tutto il personale che lavora in un ospedale, ciascuno nelle sue funzioni, come mettere le parole a ciò che ho vissuto, come Psicologa Clinica e Neuropsicologa presso l'Ospedale Nazionale dei Paraplegici. Cercherò di dipingere un quadro della giornata nel mio ospedale e, cercherò di concentrarmi sull'intervento neuropsicologico ai tempi del COVID-19.

La prima cosa a cui penso è quel cocktail di esperienze ed emozioni vissute, ho respirato di nuovo quell'atmosfera rarefatta, ma allo stesso tempo una sensazione speciale, quella che si prova nell'ambiente che ti fa vivere come in una grande famiglia, nei momenti di avversità si percepisce una maggiore unione, c'è spazio per le manifestazioni di affetto e di cura reciproca.

Il clima rarefatto si vive e, quel qualcosa di speciale, soprattutto positivo, sembra che di fronte alle avversità otteniamo il meglio da noi stessi e ci sono dei cambiamenti, almeno nel mio caso e, tra i miei colleghi, ho potuto percepire questa realtà, tutti in attesa l'uno dell'altro, guardando il passare dei giorni di maggior rischio, siamo rimasti sani e integri, così come le nostre famiglie e i nostri pazienti.

Nel mio ospedale le cose sono andate bene. Per garantire la sicurezza dei nostri pazienti ricoverati e quella di tutti i professionisti, la terapia intensiva è stata riservata ai pazienti con Coronavirus presso l'Ospedale Vergine della Salute. Alla collaborazione in terapia intensiva hanno partecipato professionisti di medicina interna del mio ospedale, ed è stata fatta una divisione: tre spazi separati, per poter prevenire la diffusione di COVID-19 tra i nostri pazienti sani, i professionisti in terapia intensiva che entravano da una porta; l'ingresso del pronto soccorso in terapia intensiva e i professionisti dei Paraplegici attraverso l'ingresso centrale; e i ricercatori attraverso l'entrata dell'edificio di ricerca. Le tre stanze erano separate l'una dall'altra da corridoi chiusi che impedivano a qualsiasi persona distratta di entrare in una zona non sicura.

Le attività di assistenza sono state limitate a quelle strettamente necessarie, sono state chiuse tutte le tipologie di attività che potevano comportare la diffusione del COVID-19. La palestra è stata chiusa, e questa è stata una dura battaglia per i pazienti, che hanno vissuto questa crisi come un freno-interruzione della loro riabilitazione, tanto desiderata da loro, perché implicava la perdita di tempo vitale, in cui avviene il recupero, quando c'è fatica e volontà da parte del paziente.

Che situazione difficile, essere pazienti pieni di quella volontà, pronti a fare ogni sforzo per il loro recupero, ma confinati nelle loro stanze, impossibilitati ad andarsene, guardando le giornate che passano con una drastica riduzione dei trattamenti riabilitativi e delle attività assistenziali, privati della visita dei loro parenti, com'è logico, tutti isolati nelle proprie case, possiamo immaginare o, forse, non possiamo nemmeno farci un'idea della situazione così dura.

Come parlare d'intervento neuropsicologico? Si potrebbe pensare che potesse essere un'attività sacrificabile, infatti le richieste di studi neuropsicologici da parte dei miei colleghi di Neurologia e, dagli stessi addetti alla riabilitazione, si sono ridotte il più possibile. Ha continuato ad essere un intervento specialistico a richiesta, tanto che è stata apprezzata solo una riduzione, oserei dire, del 30% dell'attività sanitaria.

Lo stesso non accade con la richiesta dell'intervento dello Psicologo Clinico in quanto tale, per l'intervento psicologico, come è logico, la richiesta è stata maggiore da parte, non solo dei pazienti, ma anche dei loro parenti, con i quali il follow-up psicologico è stato effettuato telefonicamente, a causa della situazione di reclusione, e sono stati effettuati interventi di supporto e follow-up sugli operatori sanitari, i più colpiti, a tutti i livelli, dalla minaccia del COVID-19.

In tempi di grande carico emotivo interviene anche l'intervento neuropsicologico, dando maggiore priorità alla cura dello stato emotivo dei pazienti.

Trattandosi di un'attività strutturata, che è stata svolta nei corridoi e nelle stanze, essendo una cura intensiva e quotidiana, quando si fa uno studio neuropsicologico, i pazienti si sentono più curati dal professionista e, di solito, c'è un aumento del buon umore.

Tornando alle misure adottate dal mio ospedale per garantire la sicurezza di tutti, non sono stati ammessi nuovi ricoveri con COVID-19, il che era fondamentale per prevenire il contagio di massa.

I pazienti affetti da COVID-19 sono stati tenuti in uno degli stabilimenti, il resto è rimasto libero da COVID-19, il che ha contribuito a far sentire il paziente in un ambiente sicuro e senza timore di contagio. Tuttavia, sono state utilizzate sempre le mascherine e si è evitato il contatto tra loro; misure che sono state rapidamente comprese tra i nostri pazienti ammessi.

Nonostante le cose siano state fatte fin dall'inizio, la

percezione della sensazione di un ambiente rarefatto non si è affievolita, in quanto il paziente si trovava in quello stato di reclusione e senza i propri familiari, temendo la minaccia del COVID-19, sia per loro che per le loro famiglie.

Un maggior grado di affetto è stato percepito anche tra i professionisti, interessandoci alla vicenda più del solito, aiutandoci a vicenda in quello che abbiamo potuto, tutti uniti da un fronte comune, la sconfitta del coronavirus e la salvaguardia della salute di un intero ospedale.

L'ospedale, quella città..., composta da tutti noi che ci lavoriamo, ogni professionista nel suo ruolo, con il proprio lavoro quotidiano, lavorando in coordinamento, con un obiettivo comune, la riabilitazione integrale di ogni paziente ricoverato nel nostro ospedale e, ora, inoltre, cercando di proteggere la propria salute, quella di un intero ospedale con tutti i suoi membri, da una grave minaccia che si annida sotto forma di paura e timore, che si percepisce anche nell'ambiente, il coronavirus, in attesa di mostrare la sua virulenza ai minimi termini. Molti colleghi sono caduti, hanno superato il COVID-19, ma tanti altri, per ora abbiamo combattuto la situazione dal rischio di contagio.

L'ospedale ha standard operativi, un quadro strutturale che mette in ordine tutte le attività, in modo che tutto funzioni a pieno regime.

Per avere un'idea di come sia questo lavoro specialistico, nel mio caso, in una Unità di Salute Mentale, in condizioni normali, il lavoro scorre con la sua varietà di interventi specialistici. Clicca questo link per avere un'idea, e imparerai anche com'è integrato l'intervento neuropsicologico in questo campo d'azione, che è la Salute Mentale.

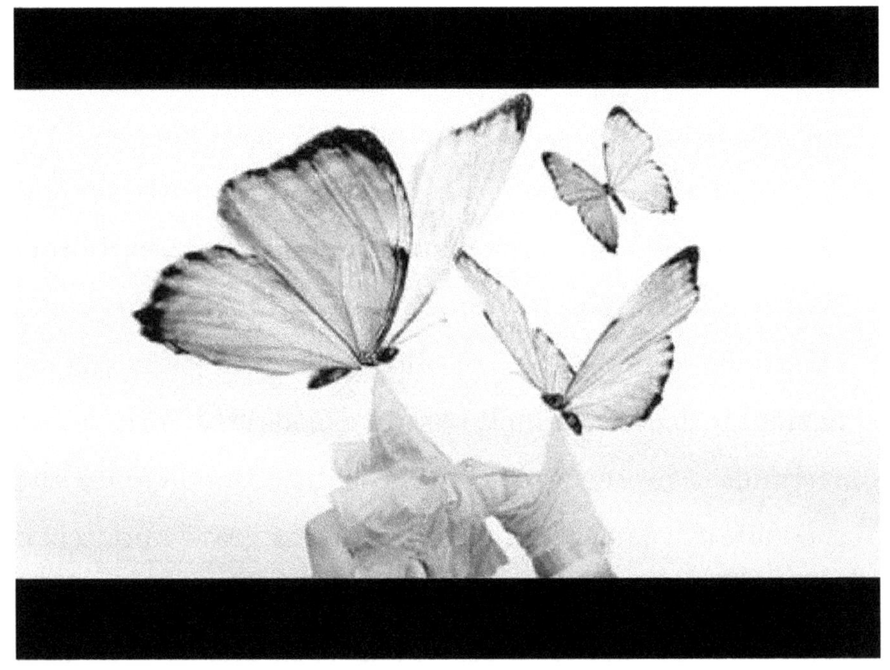

https://youtu.be/JwC1ylO56SA

Se l'hai ascoltato, hai già un'idea di com'è la vita quotidiana nella nostra Unità, dove tutto è strutturato, ci sono interventi definiti, sappiamo cosa fare e come, per quali pazienti, a che ora. Il professionista ha una struttura consolidata, un quadro specializzato in cui inquadrare la propria attività assistenziale, esistono routine che garantiscono sicurezza e consentono il lavoro quotidiano in condizioni normali.

Quando questa minaccia non esisteva, il trambusto di un ospedale veniva vissuto ogni giorno, come qualcosa di usuale, quel via vai di professionisti, pazienti, familiari che attraversano i corridoi, che si fermano, chiedono, reclamano per aprire un dialogo, per porre domande, per condividere emozioni o per chiedere sostegno, interventi di corridoio che spesso preludono o addirittura completano gli interventi più regolati e strutturati in uno studio.

In questa città delle interrelazioni, una città dove la comunicazione scorre in mille modi, attività di coordinamento tra professionisti, riunioni del personale, sessioni cliniche generali, sessioni di formazione, inter-consultazioni, supervisione e formazione dei residenti, attività di scambio di formazione tra professionisti ospedali diversi, esperienze condivise.

Una città intera dove avviene l'autentico fluire della comunicazione, che è come la linfa della pianta che nutre e dà vita, quella comunicazione che è la vita stessa, la linfa di un ospedale, che ne permette la crescita e la trasformazione, perché la comunicazione scorre in tutte le direzioni e a tutti i livelli, l'ospedale, quella città che è un corpo composto da ogni persona che la abita, sia essa paziente, familiare o professionista.

Nella piena normalità, nel verificarsi dell'ordinario, si percepisce, si intuisce qualcosa di nuovo, siamo in stato di allerta, come l'aquila che aspetta il temporale, ma il temporale appare all'improvviso, appare, irrompe completamente nella normalità, nella quotidianità della loro attività, "qualcosa" che mette in pericolo la vita stessa dell'ospedale, quella linfa che è quella rete di rapporti reciproci e condivisi, che permettono di lavorare con un obiettivo comune e con la massima efficacia.

Sorprendente, quanto sia vulnerabile un ospedale e un'intera società, che un microrganismo microscopico possa destabilizzare l'homo sapiens in tutto il mondo, quell'essere intelligente, che si credeva invulnerabile, che si credeva il proprietario e il signore di tutto, il grande uomo fermato da un piccolo nemico, ma con il potere di entrare nella normalità, nel quotidiano, di un'intera società, di diverse generazioni.

Bambini senza scuola che perdono il rapporto necessario con i coetanei per crescere nell'intelligenza emotiva, l'adulto isolato, rinchiuso in casa in smart working, gli anziani isolati come isole, in fuga da quel virus mortale, a costo di non vedere i propri figli e nipoti. Un ospedale non potrebbe essere da meno, un'altra città in cui ogni stanza è quel luogo dove il paziente è confinato, privato delle visite familiari, privato delle attività che si svolgono fuori dalla stanza dell'ospedale (tutti in un ospedale di riabilitazione), senza scendere in palestra o svolgere qualsiasi altra attività riabilitativa.

Un visitatore inatteso irrompe nell'ospedale che ripeto, prende tutto, distrugge tutto, costringendo un intero ospedale con ogni abitante che lo compone, a una trasformazione radicale, tante comunicazioni condivise che avvengono in piena attività assistenziale, quel via vai di pazienti, quel via vai di parenti, che vanno su e giù, vanno e vengono.

Il trambusto della mensa, i pazienti che iniziano il loro ritmo di attività alla ricerca del loro recupero, così desiderato, così ricercato, così bisognoso di sperimentare i progressi e gli avanzamenti della loro riabilitazione.

La palestra, le sedute di terapia occupazionale, i trattamenti specialistici come l'elettrostimolazione, il Lokomat, la salita e la discesa delle rampe.

Le uscite e gli incontri di pazienti all'ingresso principale dell'ospedale, pazienti in gruppo all'aperto o nei corridoi dell'ospedale, esperienze condivise, un'intera città in movimento, all'improvviso, si ferma. Tutto si ferma.

La comunicazione non scorre più tra i membri di questo corpo chiamato ospedale, si sente e si vive solo una parola, con una grande carica emotiva, una parola che innesca reazioni d'impotenza, d'incertezza, di paura, il fluire ogni tipo di emozione. Un intero ospedale, sperimenta, percepisce pienamente l'intrusione del coronavirus, che si è insinuato nelle emozioni di ciascuno, la sensazione di stranezza, di irrealtà, la vita si accorcia, nello stesso momento in cui non si vede la fine di questo incubo, questo sogno di cui speriamo di svegliarci.

Come neuropsicologa all'ospedale per Paraplegici, è difficile per me mettere le parole a una realtà che si percepisce e si sente nell'ambiente, questo visitatore inaspettato ha cambiato il nostro modo di lavorare e le nostre stesse sensazioni. Puoi avere un'idea di cosa ha rappresentato l'arrivo del COVID-19 nel lavoro quotidiano di un neuropsicologo nel suo ospedale, di come il COVID19 irrompe nel prendere tutto, letteralmente tutto, ciò che il neuropsicologo fa in una situazione normale, costringendolo ad apportare un cambiamento radicale al modo in cui interviene.

Clicca qui per vedere un confronto tra il prima e il dopo l'intervento neuropsicologico presso l'Ospedale Nazionale per Paraplegici.

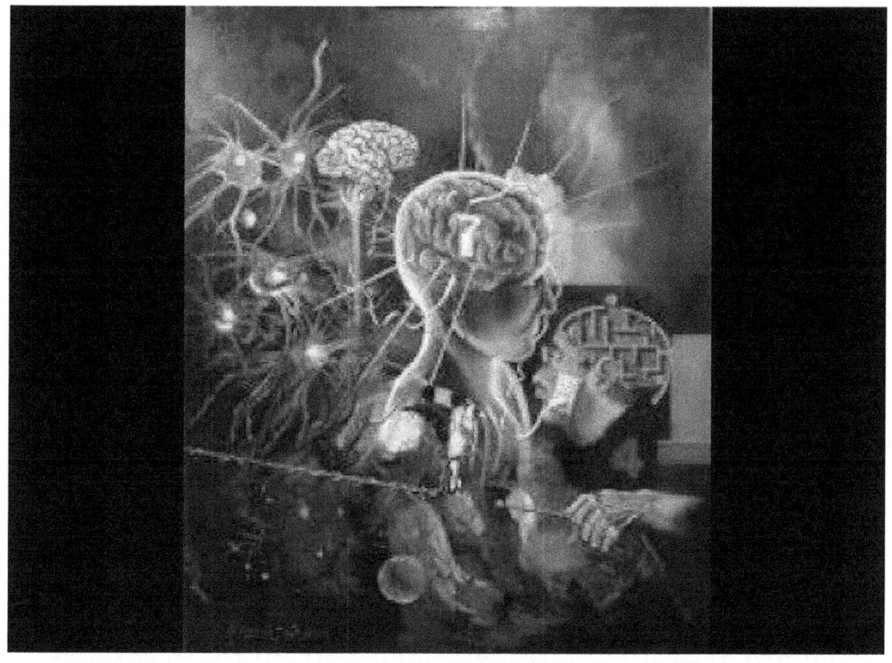

https://youtu.be/KXZOQ-j95sc

Il link permette di confrontare l'intervento neuropsicologico che viene mostrato, in condizioni normali, con quello dell'effetto COVID-19, che stiamo vivendo ora, dopo che il COVID-19 è passato, come una tempesta che infuria, un'autentica burrasca che travolge con tutto ciò che incontra.

I pazienti candidati a richiedere questo tipo d'intervento sono quelli a cui, oltre ad una Lesione Spinale, è associato un Trauma Cranico. Quando questo si verifica è necessario valutare immediatamente i processi cognitivi danneggiati, al fine di riabilitare e stimolare le capacità colpite, e intervenire su alterazioni comportamentali ed emotive che possono manifestarsi come conseguenza di danni neurologici.

I pazienti anziani richiedono spesso una valutazione e un intervento neuropsicologico. È normale che durante il periodo di ricovero si consultino per delle lamentele sulla perdita di memoria o che inizi un disturbo cognitivo che in precedenza è passato inosservato.

La valutazione neuropsicologica viene effettuata allo scopo, non solo di effettuare una diagnosi neuropsicologica, ma anche di progettare un programma d'intervento adeguato al profilo neuropsicologico ottenuto. In condizioni normali, lavoriamo con il formato di gruppo, come complemento all'intervento individuale. Sono gruppi di Stimolazione Cognitiva, in cui si rafforzano tutti i processi cognitivi coinvolti nel buon funzionamento mentale, si lavora e si stimola anche l'intera sfera emotiva, che è alla base della felicità e della soddisfazione di vita, che influisce sulla salute del cervello.

Ogni intervento neuropsicologico deve abbracciare la persona nel suo insieme, non possiamo rafforzare la capacità cognitiva senza alimentare i bisogni affettivo-emotivi, che sono la base, il fondamento su cui si fondano le intelligenze multiple.

In condizioni normali viene effettuata un'approfondita

valutazione di ogni paziente, in più sedute, al fine di avere tutte le informazioni che permettano la progettazione di un programma di riabilitazione cognitiva, individualizzato e completo.

Il cervello ha bisogno di attività e stimoli per favorire il suo recupero, in modo che il programma d'intervento sia più intenso e possa essere generalizzato ad altri contesti. Funziona in parallelo con la famiglia; la presenza dei familiari è consentita nelle sedute di stimolazione per favorire l'apprendimento degli esercizi di stimolazione cognitiva, attraverso la spiegazione e la didattica degli esercizi formativi, anche per facilitare, attraverso la modellazione, l'apprendimento della pratica di ogni attività. Si cerca di stimolare la motivazione e l'attenzione, con sessioni varie e con una varietà di materiali e risorse.

Nella mia esperienza di Neuropsicologa, ho potuto verificare l'enorme importanza di prestare attenzione alle emozioni del paziente, venendo alla ribalta in tutti gli interventi neuropsicologici.

Per prima cosa partecipa e "vedi" la persona di fronte a te, se ti concentri solo sull'applicazione del test, sulla pianificazione e sulla progettazione di sessioni di ginnastica mentale, non stai sviluppando un cervello al massimo delle sue potenzialità, perché la parte reale che pensa, è la parte che sente, il sentimento è ciò che mobilita e guida la persona, è ciò che rivoluziona la neurochimica cerebrale alla ricerca della riparazione del danno neurologico, l'intero organismo si rafforza e il cervello, come un organo in più, beneficia di questa ondata di salute in un intero organismo che sperimenta, sente e vive l'empatia, l'ascolta, l'affetto di un professionista che se ne prende cura e lo fa sentire degno delle migliori cure.

VARIABLES PSICOLÓGICAS
Las células madre
de la mente, las
FORTALEZAS que
te llevan a

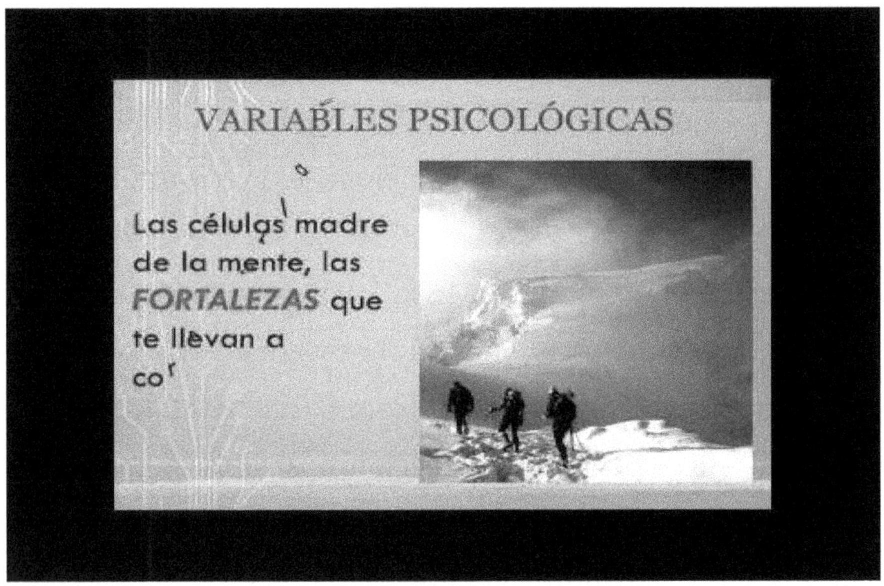

https://youtu.be/gilha5pEU9s

Traduzione Immagine: VARIABILI PSICOLOGICHE

Le cellule madre della mente, le FORTEZZE che ti portano a..

Se il professionista della neuropsicologia è capace d'infondere fede, entusiasmo e motivazione, sta dando al suo paziente un cervello felice, carico dei neurotrasmettitori della felicità, del piacere e dell'amore.

Consapevoli dell'importanza della dimensione emotiva, nell'intervento neuropsicologico vengono utilizzati materiali stimolanti, piacevoli, adatti agli interessi della persona e che sintonizzano e stimolano l'intera sfera emotiva, musica e colore, diventano tasselli rilevanti, che influiscono pienamente sulle emozioni.

Intervento Neuropsicologico presso l'Ospedale Nazionale per Paraplegici dopo il COVID-19

Dopo la comparsa del COVID-19 non è più possibile effettuare valutazioni estese e in più sessioni di valutazione, con vari strumenti di valutazione. Sono stati eliminati gli interventi all'interno degli studi; ora è il professionista che arriva nelle stanze, carico di quei test di facile utilizzo, che tiene in mano tutta la mattina, perché una volta che sali ai piani, non scendi più fino a quando non arriva l'ora di mangiare per i pazienti.

Non è possibile utilizzare materiali manipolatori, o vernici, o matite, per l'applicazione di test viso-costruttivi-manipolativi, che ti mettono in contatto più diretto con il paziente, poiché potrebbe essere un mezzo per diffondere il virus, quindi si procede solo con un Test di contenuto verbale che consente di valutare tutti i processi cognitivi, ma sempre attraverso la mediazione verbale.

A causa della situazione di reclusione, il formato di gruppo non è più possibile come modalità per svolgere programmi di stimolazione cognitiva, ginnastica mentale. Non sono possibili valutazioni d'ufficio, con un tavolo che facilita la diversità dei materiali, i compiti viso-costruttivi non sono più attuabili.

Non è possibile un intervento individualizzato e

intensivo, poiché trattandosi di valutazioni di corridoio, sono sessioni più brevi e più protocollari, essendo simili per tutti.

Il corridoio è stato trasformato in uno studio per le applicazioni di prova, alla fine di un corridoio improvvisato, che ha grandi finestre con molta luce e con vista sulla città di Toledo e sul via vai di un'auto, il che rende lo spazio piacevole, ma favorisce la distrazione del paziente.

Essendo un corridoio, ci sono rumori, altri pazienti che irrompono e vengono a condividere lo spazio, ma che se ne vanno non appena informati dell'applicazione del test; abbiamo perso lo studio in silenzio e a porte chiuse, e senza distrazioni.

La distanza di sicurezza, la mascherina, rende più fredda la situazione valutativa, ma è sorprendente che l'emotività sia ancora lì, la comunicazione non verbale è ancora presente attraverso uno sguardo, un sorriso che si vede negli occhi, la comunicazione affettiva cerca il suo canale, cerca una via d'uscita e continua ad essere presente in una sessione di valutazione.

In una situazione di reclusione, senza le visite dei familiari, il paziente si sente solo; privato delle attività riabilitative, la quotidianità è eterna.

Vedono nell'applicazione di prova una via di distrazione, un modo per acquisire conoscenza di se stessi e, vedono, il professionista più vicino e accessibile, e questo consente loro di aprire le porte alla comunicazione delle emozioni e di condividere esperienze.

Se prima il paziente cercava quella comunicazione emotiva, dopo il COVID-19, il paziente ha bisogno, ancor di più, dell'attenzione e della manifestazione delle emozioni, come parte fondamentale di ogni seduta di valutazione.

Durante il processo di valutazione neuropsicologica, nel paziente è comune un aumento dell'umore.

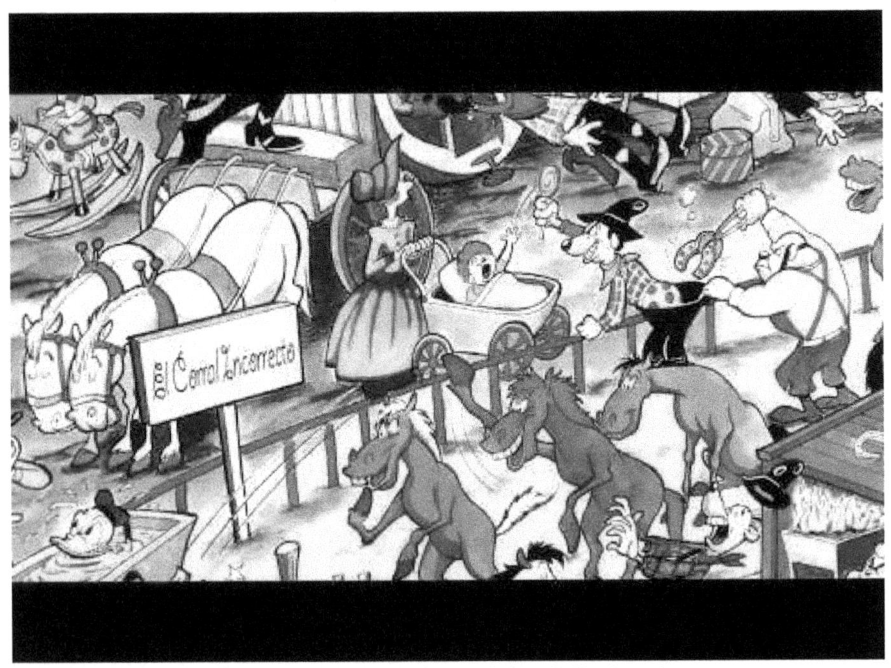

https://youtu.be/3M3qbS7itqA

Se clicchi sul link avrai accesso ad uno dei video di stimolazione cognitiva.

Possiamo affermare che, il modo di lavorare del neuropsicologo è cambiato, ad esempio non è più possibile coinvolgere la famiglia nelle sedute di stimolazione cognitiva, non si può contare sulla famiglia per rinforzare la ginnastica mentale, ma essa è integrata dall'uso di risorse come YouTube o il web, dove il paziente dispone dei video.

"Imparare con le emozioni", che permette ad ogni paziente di progredire, da solo, senza un neuropsicologo o un familiare; un video li aiuterà ad aumentare la loro autostima o può stimolare le loro capacità cognitive.

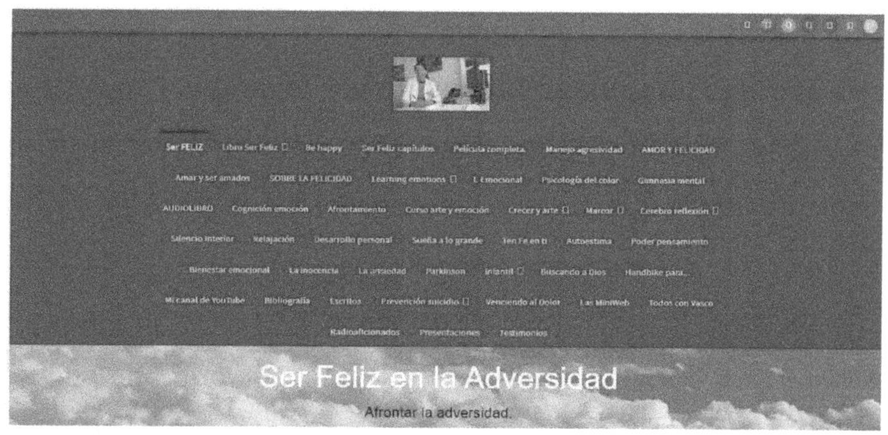

La piattaforma YouTube e il Web www.afrontarladversidad.es diventano importanti ai tempi del COVID-19..

Non cambia solo il modo d'intervenire da parte del neuropsicologo, cambia anche il profilo del paziente, ci troviamo isolati e sotto l'impatto emotivo del COVID-19, con gran parte delle risorse di elaborazione mentale, focalizzate sul COVID-19. Hanno "la loro mente altrove", nella paura, nell'incertezza, nella disperazione, nelle domande, in un cocktail di emozioni, ci troviamo un paziente più vulnerabile, di conseguenza è urgente, necessario, dare più rilevanza alle cure, valutare e intervenire sulle emozioni, perché rafforzerà e svilupperà automaticamente, le capacità intellettuali.

Il Neuropsicologo deve adattarsi ad un nuovo paziente, più toccato nelle sue emozioni e in piena esperienza traumatica, una minaccia globale per la salute, con rischio di morte, più la sua situazione personale, ricoverato in ospedale e con una lesione spinale che lo espone alla realtà di dipendenza fisica, costretto ad imparare a vivere da zero.

La vita lo costringe ad iniziare una nuova fase, ad essere una persona vulnerabile e una persona che soffre, che ha bisogno di empatia e affetto, più che sottrarre sette meno sette, ha bisogno di una mano che accarezza una mascherina che gli nasconde il viso e che, cerca di lanciare uno sguardo.

Questo carico emotivo del paziente ricoverato ai tempi del coronavirus, come ho sottolineato prima, significa che parte delle risorse mentali sono occupate ad assimilare le emozioni e ad affrontare la paura, quindi i processi di attenzione, normalmente, non funzionano, né i processi mentali più elementari, come la codifica e la registrazione di nuove informazioni, necessari per il corretto funzionamento del sistema di memoria, poiché è la porta d'ingresso che consente l'adeguata performance di tante altre risorse cognitive, come le capacità di supervisione, il controllo, il sequenziamento e l'organizzazione dei compiti, i quali richiedono che le capacità mentali più elementari siano intatte e svolgano pienamente le loro funzioni.

I pazienti con sintomi misti, sindromi ansioso-depressive reagiscono allo stress del COVID-19, uno stato emotivo che interferisce con le prestazioni cognitive.

Ci sono pazienti con sintomi che soddisfano i criteri per la diagnosi di disturbo da stress acuto, che in molti casi progredirà fino al disturbo da stress post-traumatico.

Troviamo pazienti polimedicati, persone che assumono varie dosi di diversi farmaci, per curare insonnia, dolore neuropatico, spasticità, che influenzeranno il livello di concentrazione e vigilanza necessario per mantenere una buona performance nei compiti di valutazione.

È lo stesso paziente di prima del COVID-19, ma con più complicazioni emotive che possono manifestarsi sotto forma di una varietà di condizioni psicopatologiche.

Fai clic sul collegamento per vedere come i pazienti inviano un messaggio di incoraggiamento prima dell'isolamento.

SER TOLEDO

El aislamiento no puede con los pacientes del Hospital Nacional de Parapléjicos

Pacientes dados de alta y usuarios del taller de inteligencia emocional crean un vídeo paran sobrellevar está situación

¡Animo! ¡El aislamiento no nos puede!Enlace abajo!
Ver más ta...
Compartir

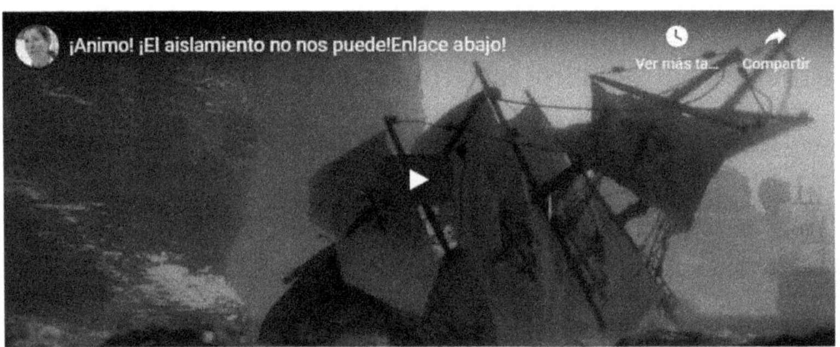

https://cadenaser.com/emisora/2020/03/17/ser_toledo/1584438855_529102.html

Traduzione Immagine: L'isolamento non può abbattere i pazienti dell'Ospedale Nazionale per Paraplegici.
I pazienti, data l'alta frequenza di utenti di seminari di Intelligenza delle Emozioni creano un video per far fronte a questa situazione.

Il Neuropsicologo si trova di fronte ad un paziente che si sente solo ed è solo, privato della visita dei parenti, più vulnerabile, con grande bisogno affettivo, privato di attività riabilitative che gli permettano di sperimentare il progresso verso il recupero, ciò che sperimenta come freno alla sua guarigione, con il logico effetto negativo sul suo stato emotivo, entrando in un anello di difficile uscita. Di fronte a questo bisogno affettivo, e quando sperimenta l'isolamento, si sente chiuso in una stanza d'ospedale, sotto la minaccia del COVID-19, sperimentando paura e stranezza, sperimentando impotenza, perdita di controllo, il tempo vince per la sua lentezza, la monotonia di ogni giorno, vedendo la sua guarigione in uno stato di pausa.

Tutto questo miscuglio di avversità fa sì che il paziente riceva con buona disposizione, e anche con entusiasmo, ogni visita del Neuropsicologo, vedendo in ogni seduta di valutazione un'opportunità per sentirsi ascoltato, accudito, attraverso l'applicazione di alcuni test.

Si è nascosti sotto le mascherine, al freddo contatto della tanto necessaria distanza di sicurezza. Nonostante tutto questo, il paziente si aggrappa al contatto affettivo, cerca l'attenzione del professionista e sperimenta l'intervento neuropsicologico come psicoterapia, autentica psicoterapia che libera dal disturbo emotivo.

Ai tempi del coronavirus, l'intervento sui processi cognitivi è fuso con i bisogni e con le manifestazioni emotive.

Le valutazioni sono più informali, la privacy offerta da uno studio con un tavolo al centro e dietro una porta chiusa non è disponibile, invece vengono effettuate in fondo al corridoio o nelle stanze, con mascherina e distanza di sicurezza, con pochi strumenti di valutazione.

Ho potuto sperimentare il bene che fa al paziente la cura e l'intervento in ambito emotivo, un programma d'intervento che nasce prima del coronavirus, il training cognitivo-emotivo "Imparare con le emozioni", che sebbene la parola "cognitivo" sia al primo posto, lo spirito di "Imparare con le emozioni", l'atteggiamento di questa nuova formazione è quello di dare la priorità, in quanto il rilevante, il fondamentale, la base di tutto, è l'intervento sulle emozioni, ecco perché lo chiamo formazione in due fasi.

In tutte le sedute, il primo tempo è dedicato alle emozioni e successivamente, quando si arriva a provare il piacere e la soddisfazione, con video che sviluppano l'intelligenza emotiva in tutte le sue dimensioni, il paziente è pronto a svolgere e progredire con compiti più focalizzati sui processi cognitivi.

La formazione che impartisco loro deve la sua nascita a Juanjo, un paziente che ci ha lasciato improvvisamente prima che iniziasse questa crisi, ma che probabilmente era uno di quei morti per coronavirus non registrato come tale.

Come lui, si aggiungeranno alle statistiche tanti altri morti per coronavirus che non sono stati registrati.

Il paziente in questione è venuto nel mio studio chiuso in sé stesso, con la capacità di comprendere, capire, ma senza poter parlare, comunicare, tutto il suo corpo era paralizzato, dal collo in giù, si può immaginare, un essere umano chiuso in sé stesso.

Generalmente si tende a pensare che il paziente che non parla non scopra e, molti pazienti con patologie multiple, pazienti gravi e complicati a tutti i livelli, sono vittime dello scoraggiamento e del sentimento d'impotenza del professionista che li assiste, che cerca come soluzione il trasferimento in altro ospedale, che a sua volta vedrà come soluzione il trasferimento in un altro ospedale...

Il miglior regalo che un medico possa fare al suo paziente è la FEDE. Un medico deve avere FEDE in ciò che fa e nella sua capacità di aiutare il suo paziente, perché viene catturata tutta la realtà, il paziente è come un corpo che viene trasportato da un posto all'altro, sembra una cosa...sembra un corpo che non funziona più.

Se aggiungi un danno cerebrale che impedisce ogni comunicazione, più la disperazione e lo scoraggiamento del professionista...

Juanjo è stato portato nel mio studio, lui ed io soli, ci siamo guardati negli occhi, gli occhi...la profondità della comunicazione non verbale che è l'ultima cosa da perdere, la comunicazione delle emozioni, il silenzio nell'intimità di uno studio...È importante che ogni medico abbia quello spazio per stare da solo con il suo paziente ed ascoltare...anche se è solo per ascoltare il discorso dello sguardo, o il medico che ascolta e raccoglie le emozioni, eccolo che sta dando salute e forza ad un organismo danneggiato, l'affetto, quella medicina che guarisce, ripara il cuore e, con esso, il corpo.

Solo con Juanjo, sguardi incrociati, potevo sentire i suoi occhi...sentire tutto quello che quello sguardo mi trasmetteva, dolore, sofferenza, disperazione...

Juanjo stava chiedendo aiuto, voleva sapere cosa c'era che non andava in lui, perché non poteva muoversi, cosa poteva aspettarsi, aveva bisogno di informazioni e una buona dose di speranza ed entusiasmo, aveva bisogno di sapere...

Ho seguito la sua richiesta, ho spiegato tutto quello che come neuropsicologa sapevo riguardo la sua situazione; ho cercato di trasmettere un messaggio che si lasciasse alle spalle la mancanza di informazioni, la perdita di controllo, la disperazione, la mancanza di difesa, ho provato a cambiare tutto sotto forma di Informazioni, di percezione del controllo, di speranza, di coping attivo.

Da quel giorno, le sedute giornaliere, due volte al

giorno, la mattina presto e in tarda giornata (per stimolare la memoria recente, gravemente danneggiata), una delle sedute con la presenza della moglie; un volto familiare aiuta il paziente ad essere localizzato e gli dà sicurezza, e in tutte le sessioni sono state trasmesse motivazione, entusiasmo, speranza...

L'intervento sulle emozioni è avvenuto nella prima parte delle sedute, poiché la lentezza del recupero e lo sforzo intenso hanno fatto sì che Juanjo avesse bisogno di un costante richiamo al "TU PUOI".

Juanjo stava vincendo la partita alla vita, stava vincendo la battaglia contro i danni al cervello e al midollo spinale, trasmettendo FEDE nella sua capacità di recupero. Quotidianamente era un paziente per il quale non dava nulla per ottenere tutto: ha riacquistato la sua capacità di comunicare, ha riacquistato la lingua scritta, ha riacquistato la capacità di disegnare, è riuscito a ritrarsi, è riuscito a camminare, a nuotare...

Dopo tre anni, non ho perso i contatti con Juanjo e la sua famiglia, mi hanno informato dei progressi, fino a quando è giunta la notizia della sua morte inaspettata, appena iniziata la diffusione del COVID-19.

Con Juanjo è iniziato il corso "Imparare con le emozioni". È possibile prendersi cura dell'intera sfera emotiva, come intervento chiave, la più rilevante, quella che facilita il progresso del resto delle capacità mentali, facendo in modo che la prima parte di ogni seduta sia sempre quella di stimolare diversi aspetti di quella che chiamiamo Intelligenza Emotiva, di quello che il resto delle intelligenze ha alla base, sin dall'intervento sulle emozioni, diventa il motore che mette in moto il resto delle intelligenze.

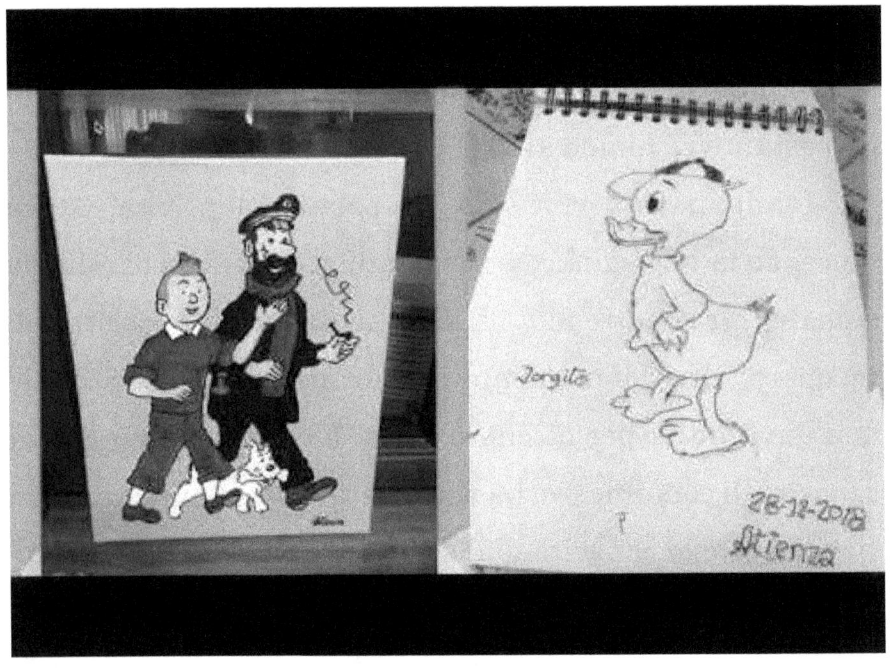

Se clicchi su questo link troverai un tributo a Juanjo,

https://youtu.be/K3vnB8rk5_4

Questa formazione stimola la persona, quell'essenza profonda che siamo, quella miscela unica di emozioni e cognizioni che compongono un sé, ecco perché ci sono materiali, dei video "Imparare con le emozioni" in cui, con un solo video, si stimola la capacità intellettuale del paziente, mentre, ad esempio, si sviluppa la sfera emotiva. Clicca sul link:

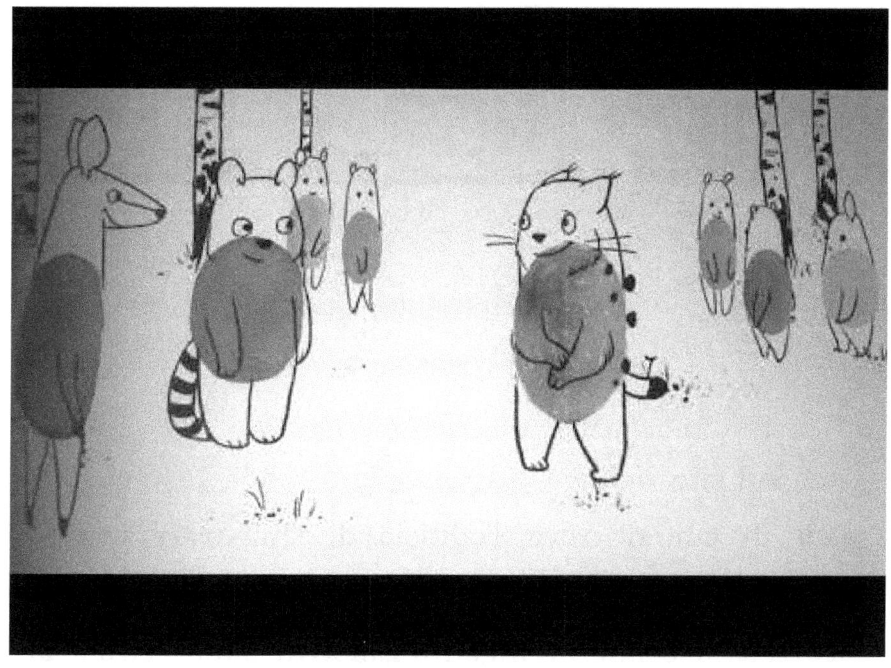

https://youtu.be/oZ40igrHUFA

È un programma facile da imparare, con istruzioni minime, non è richiesta la presenza del neuropsicologo, ed è possibile accedervi con un telefono con connessione Wi-Fi.

All'interno di questo programma, nato per servire la persona in tutte le sue dimensioni, troviamo un canale YouTube:

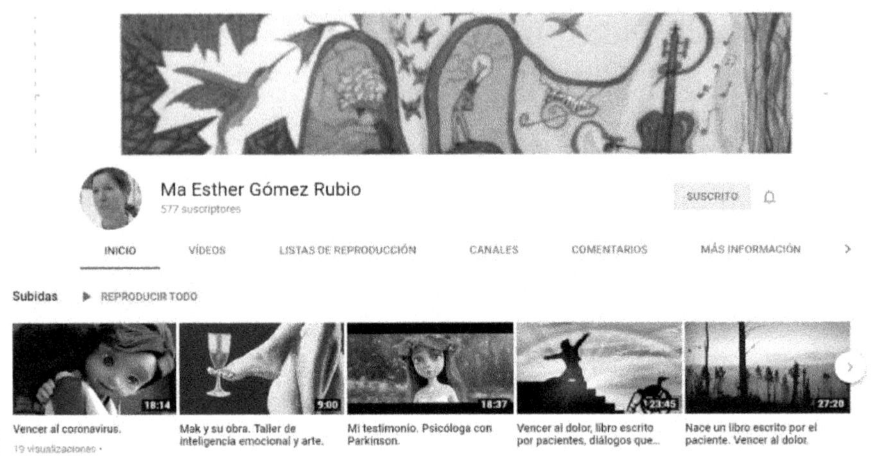

https://www.youtube.com/channel/UCEcLd12WKW_9RIaJOyfHuhg?view_as=subscriber

Sul sito web www.afrontarladversidad.es , ci sono le sedi in cui si trova l'edificio di "Imparare con le emozioni", le puoi trovare anche in formato elettronico.

Tutti i video sull'Intelligenza Emotiva, sulla Psicologia del Colore, sull'Intelligenza Emotiva e Arte, sulla Serie di Marcor, sul Rilassamento e sul Silenzio Interiore, sul Benessere Emotivo, sulla Serie Essere Felice nelle Avversità, sulla Serie Riflessioni sul Cervello, tutti i video che consentono di scaricare la dopamina, vero fondamento del programma, costituiscono la prima fase di ogni sessione.

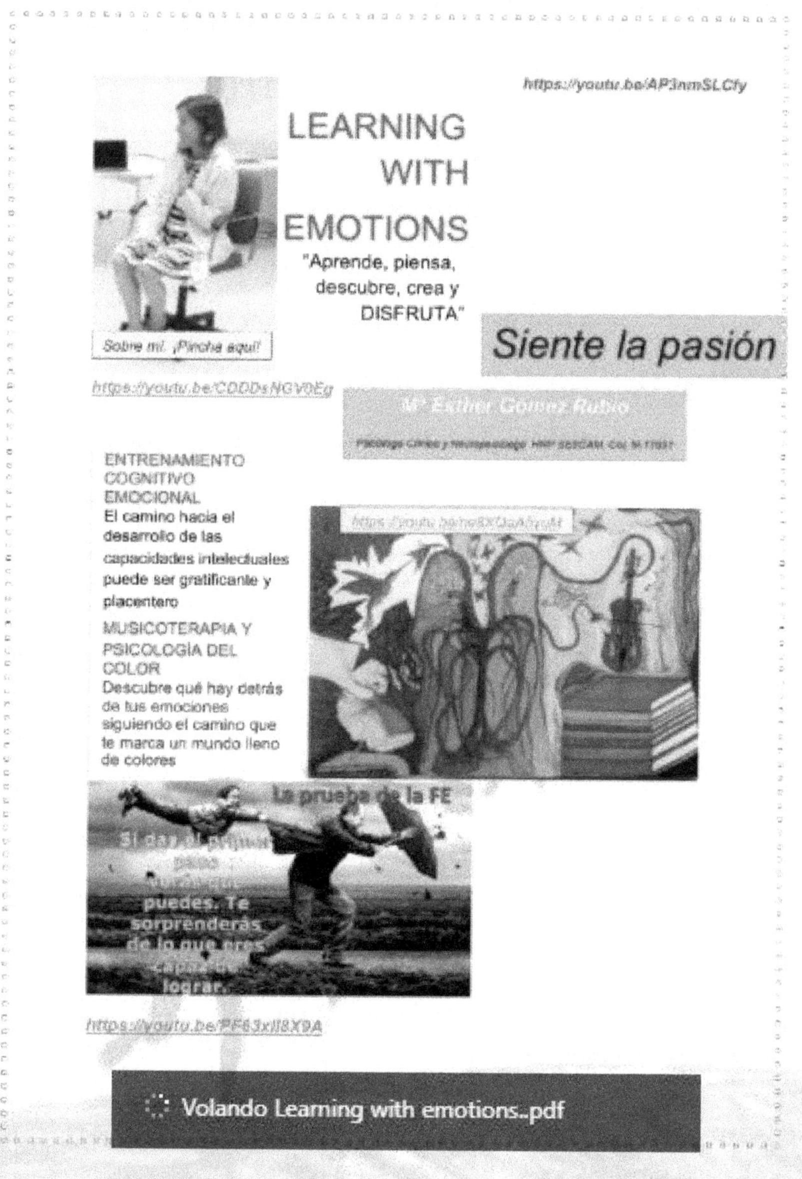

https://1drv.ms/b/s!Aj8oSlSLZm8EgZohOPEDSUvIVsIv3A?e=hcXqXK

Traduzione Immagine:

IMPARARE CON LE EMOZIONI “Apprendi, pensa, scopri, crea e DIVERTITI”

Senti la passione

INTRATTENIMENTO COGNITIVO EMOZIONALE

Il camino verso lo sviluppo delle capacità intellettuali può essere gratificante e piacevole.

MUSICOTERAPIA E PSICOLOGIA DEL COLORE

Scopri cosa c’è dietro le tue emozioni seguendo il camino che ti segna un mondo pieno di colori.

La prova delle FEDE

Se fai il primo passo vedrai che puoi. Ti sorprenderà ciò che sei capace di fare.

La seconda parte sono dei video di ginnastica mentale o video che stimolano contemporaneamente entrambe le sfere della persona, la serie intitolata stimolazione cognitiva. Attenzione alla bibliografia, questa formazione è completata da materiale con carta e penna, libri di formazione per lo sviluppo delle capacità mentali, già presenti sul mercato.

Clicca sul link che troverai alla fine di questo capitolo e saprai cos'è IMPARARE CON LE EMOZIONI.

Abbiamo perso gli interventi di gruppo, la ginnastica del mental office, ma sono stati sostituiti da nuove tecnologie, gruppi di pazienti whatsapp, o interventi individuali, che consentono lo scambio di materiali per l'intervento neuropsicologico senza contatto diretto.

Il feedback della comunicazione tra due persone che si vedono e si toccano si perde, ma il COVID-19 è esploso con forza, ribaltando il nostro modo di intervenire; ora dobbiamo essere Neuropsicologi che si occupano della sfera emotiva con distacco sociale. È possibile tutto questo? Non è forse una contraddizione, come tante altre che emergono, quando una società entra in crisi?

Lascio qui un link, affinché la riflessione ci porti a migliorare e a crescere come professionisti, ma soprattutto, ci aiuti a mantenere il nostro ruolo, senza smettere di essere persone, senza smettere di essere umani, non abbiate paura della comunicazione affettiva.

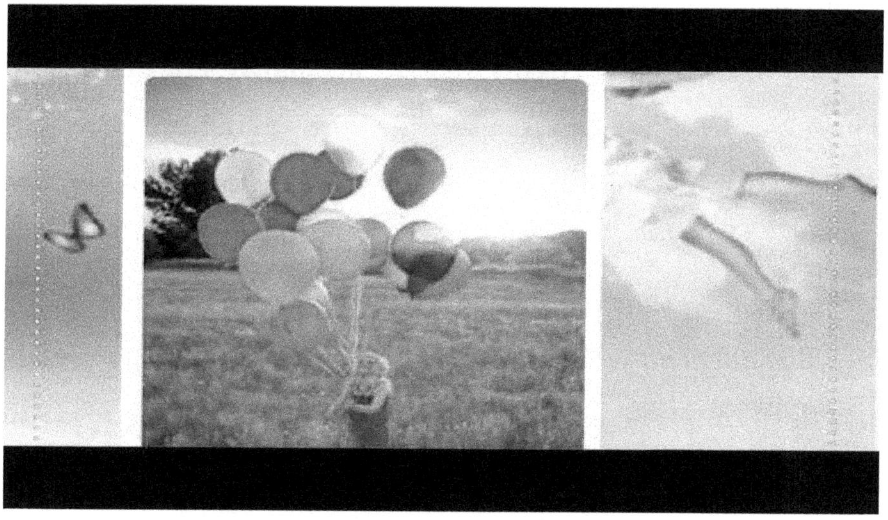

Libro audio-video completo "Imparare con le emozioni"
https://youtu.be/8WqOKzDwyuk

Riflessione finale

Quando vivi eventi che capovolgono la tua vita, quando la vita cambia inaspettatamente e ti lascia sospeso nel vuoto, sorprendi la vita e rispondi con un'altra svolta inaspettata, sorprendi il corso degli eventi e liberati davanti a ciò che sta arrivando.

C'è un'equazione che ho personalizzato apposta per me, che mi definisce per ciò che sono, una PERSONA LIBERA, qualunque cosa accada nella vita, quell'equazione che mi restituisce la mia libertà perduta, quando arrivano venti avversi o tempeste indesiderate è questa: " Uno più uno non fa due ".

So di rompere ogni logica, la logica che non può spiegare le sciocchezze, ma il vero pensiero, la vera razionalità, è quello in cui un pensiero diventa puramente sentito e, senti, non pensi, senti...che hai il controllo della tua vita.

Riemergi come la Fenice dalle Ceneri e dici a te stesso, per dare impulso al cuore "Uno più uno non fa due, uno più uno sarà quello che voglio che sia", è un pensiero che cambia, che risveglia la persona di fronte alle avversità, e che ottiene tutta quella forza minacciosa che infuriava. Essa diventa la forza che ti guida e ti rende padrone di tutte le avversità, senti di riprendere il timone della nave della tua vita, ma ora con la tempesta che infuria spinge dove la vuoi condurre tu, come l'aquila, che quando sente l'arrivo della tempesta reagisce alzandosi, prende il sopravvento e trasforma la stessa avversità nel volo di un'aquila che abbaglia come maestà ad ogni tempesta.

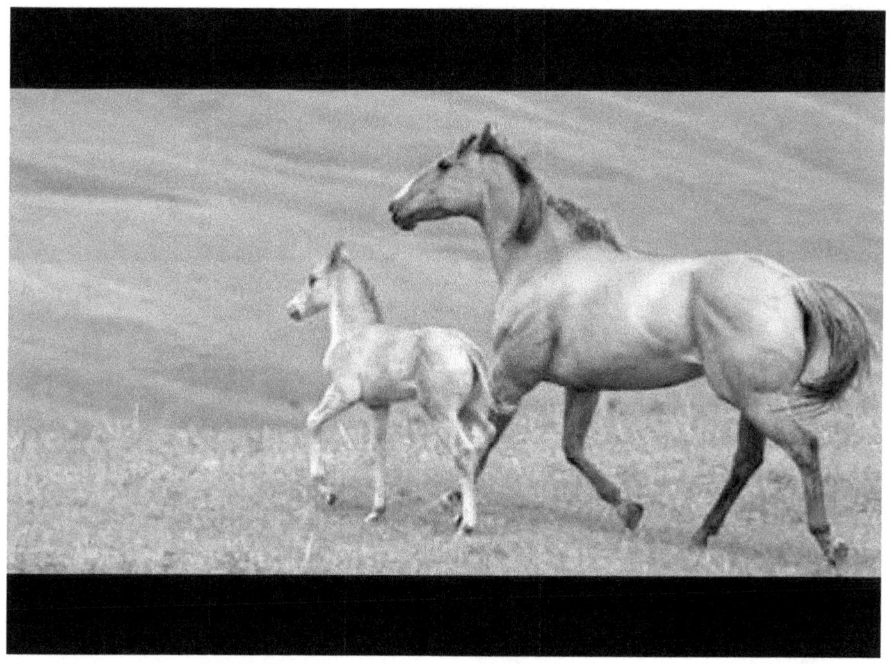

https://youtu.be/URqjKXTqLno

Affinché tu possa capire la mia riflessione finale, t'invito a cliccare due link, nel primo scoprirai perché "Uno più uno non fa due" e, nel secondo, in un'avventura di tre ore, sentirai, vivrai, troverai il significato in piena avversità, capirai cos'è "Essere Felici nelle Avversità".

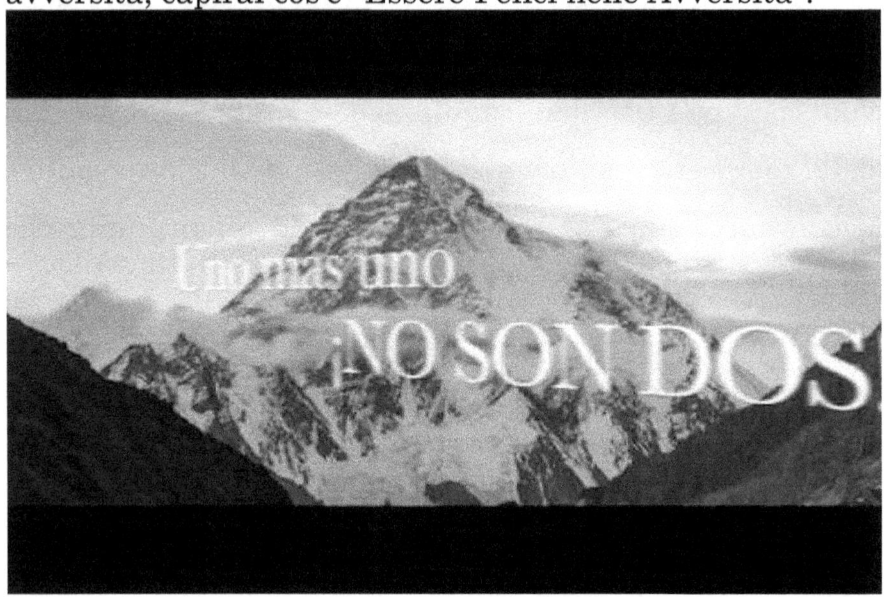

https://youtu.be/d9qFBIJqtz4"

Uno più uno non fa due"

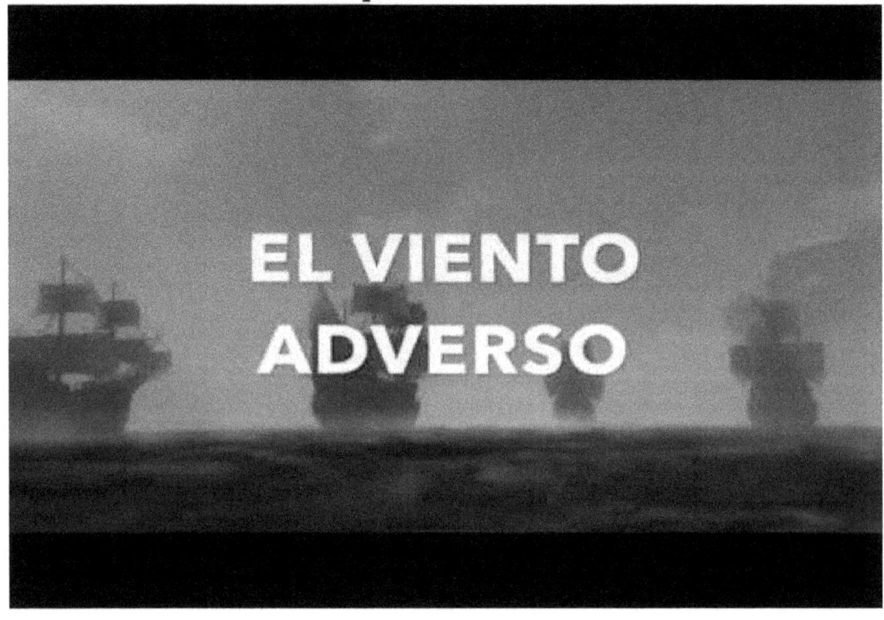

"Essere felici nelle avversità"

https://youtu.be/oJd7iWrM7yQ

"Essere Felici nelle Avversità", il film, da quale è tratto il libro audio-video, lo trovate su questo link

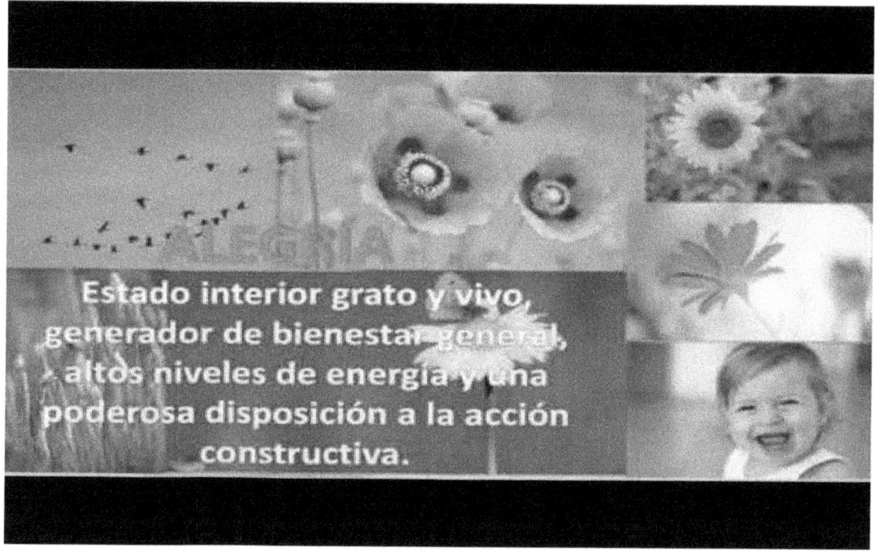

https://youtu.be/JucQ-M-6Frs

Traduzione Immagine: ALLEGRIA

Stato interiore grato e vivo, generatore del benessere generale, alti livelli di energia e una grande disposizione all'azione costruttiva.

Per conoscere il programma, ti consiglio di visitare questo link, devi cliccare su play di questo MiniWeb, nel menu, in modo che si apra.

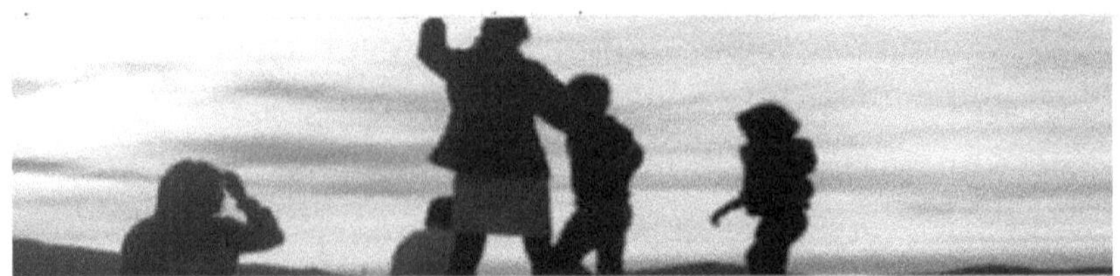

TE PROPONGO CONOCER LEARNING WITH EMOTIONS

Es un entrenamiento Cognitivo-Emocional, Learning with emotions, es aprender con tus emociones, es sentirte a ti mismo, con toda tu complejidad, con todas tus facetas que te hacen ser único...

Ir a este Sway

https://sway.office.com/ExyPxoHnsJVAk5rz

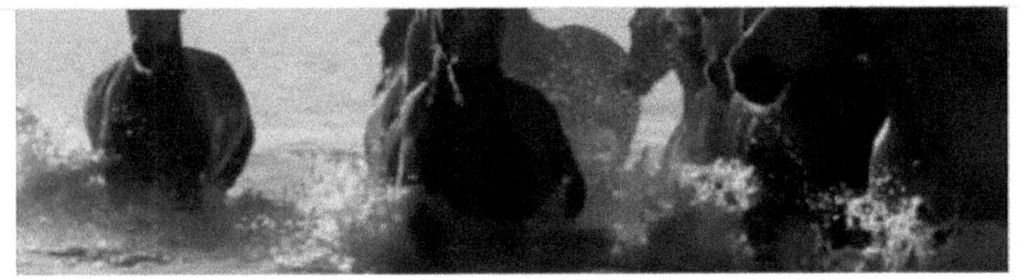

El camino que se te abre...afrontando a ese monstruo llamado Coronavirus

MiniWeb creada para se recurso de afrontamiento frente al CORONAVIRUS

Ir a este Sway

https://sway.office.com/cLuirTqgRfHubbX9

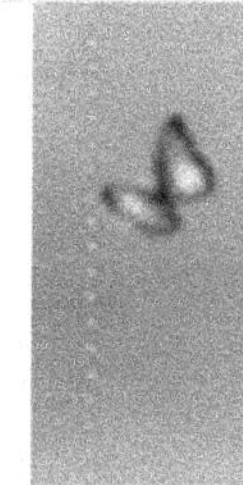
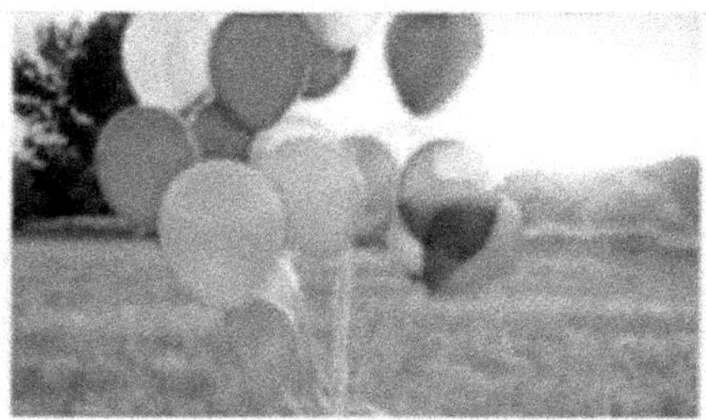
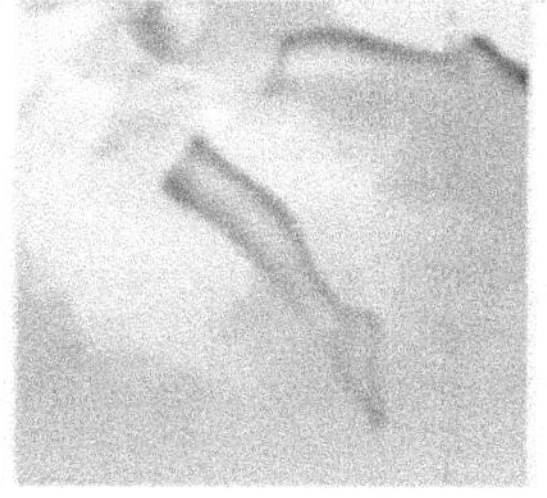

Ejercicios de estimulación cognitiva

Ejercicios de estimulación cognitiva pertenecientes a la segunda fase del Entrenamiento COGNITIVO-EMOCIONAL: "Learning with emotions". Gimnasia mental, en todo momento, con la presencia con...

Ir a este Sway

https://sway.office.com/NZxQIlBHZW0WOPVJ

Elenco delle immagini

Elenco dei Tweet

@arqueocognitiva. (2016). Angel Rivera en Twitter: 'Psicobiología del género Homo: Área de Broca. Filogenia y ontogenia. Funciones https://t.co/8B7XmpAnHK https://t.co/NDz3pyWxMc' / Twitter. Retrieved 26 May 2020, from Twitter website: https://twitter.com/arqueocognitiva/status/768523922035904512

@Cardiocritico. (2020). Miguel Ayala Leon en Twitter: "COVID19 mas alla del pulmon: los receptores ECA2 están en muchos órganos no solo pulmonar sino el endotelio vascular. - Observen acumulación de células inflamatorias y muerte celular endotelial es una endotelitis por #COVID1. Retrieved 22 May 2020, from Twitter website: https://twitter.com/Cardiocritico/status/1251270709134966784

@CienciaDelCope. (2020). Enrique Coperías en Twitter: "Espectacular imagen tomada con un microscopio electrónico de barrido de partículas del coronavirus SARS-CoV-2 (en rojo) sobre la superficie de una célula en estado de muerte programada (apoptosis) extraída de un paciente con. Retrieved 17 May 2020, from Twitter website: https://twitter.com/CienciaDelCope/status/1261339006064889859

@DrCrissh. (2020). Cristobal N Aguilar en Twitter: "Se inicia la descripción de los mecanismos detrás del 'misterio del coágulo sanguíneo del coronavirus - la complicación mortal del COVID-19'. Las erupciones púrpuras, las piernas hinchadas, los catéteres obstruidos y la mu. Retrieved 13 May 2020, from Twitter website: https://twitter.com/DrCrissh/status/1260338487808548865

@DrRomero_neuro. (2020). Dr Juan Pablo Romero en Twitter: "El fornix (significa arco) es una superautopista que conecta el hipocampo (memoria) con el hipotálamo (hormonas y siautónomo). Es el mecanismo por el que tu "mente" puede influir en tus hormonas y cambiar cómo te sient. Retrieved 25 May 2020, from Twitter website: https://twitter.com/DrRomero_neuro/status/1227833224195432449

@drtorresprado. (2016). Adrián Torres Prado en Twitter: 'Un "brainbow" del hipocampo,área del cerebro donde las neuronas migran para formar nuevos pensamientos y recuerdos. https://t.co/YI3iHpnLZ4' / Twitter. Retrieved 26 May 2020, from Twitter website: https://twitter.com/drtorresprado/status/738255944480522240

@errezam. (2020). ERZ en Twitter: "Basta ver que su coeficiente de encefalización está por debajo de la línea de tendencia, lo que quiere decir que, en promedio en el reino animal, para el tamaño de cuerpo que tienen, los leones tienen un cerebro pequeño. #eltamañosiimport. Retrieved 17 May 2020, from Twitter website: https://twitter.com/errezam/status/1253756124089614336

@evafersua. (2009). Eva Fernández Suárez en Twitter: "Esta es la imagen del cerebro de un ratón modelado para tener la enfermedad de Alzheimer: en rojo pueden verse las placas tóxicas de proteína amiloide y en marrón los ovillos de proteína tau (marrones). https://t.co/A2OmA. Retrieved 16 May 2020, from Twitter website: https://twitter.com/evafersua/status/10651817618214379 5
3

@fisicagrel. (2020). La Física del Grel en Twitter: "El efecto Josephson es la base de los SQUIDS (superconducting quantum interference devices), que usamos para medir campos magnéticos muy muy pequeños. Los squids se usan por ejemplo en la magnetoencefalografía, técnica no i. Retrieved 16 May 2020, from Twitter website: https://twitter.com/fisicagrel/status/10811864797312860 1
7

@gacetamercantil. (2020). Gaceta Mercantil en Twitter: '[Salud] Descubren "interruptor" del dolor en el cerebro que abre el camino a nuevos analgésicos -

https://t.co/cVcLE5SAu9 https://t.co/7QyyGmAx9k' / Twitter. Retrieved 25 May 2020, from Twitter website: https://twitter.com/gacetamercantil/status/1263170233734438912

@interneurona. (2020). INTERNEURONA en Twitter: "En relación al #ACV #ictus, sabemos que en muchos lugares ha ? la consulta entre un 20-40% (algunos estudios ya por publicar) En las últimas semanas hemos sabido de un aumento de casos de jóvenes con oclusión de arterias grandes. Retrieved 22 May 2020, from Twitter website: https://twitter.com/interneurona/status/1257791345973964800

@IntraMednet. (2019). IntraMed en Twitter: 'La neurotoxicidad del trastorno bipolar: hay pérdida progresiva de la integridad neuronal. https://t.co/9bKzKgfog1 https://t.co/b4sKSTCkrO' / Twitter. Retrieved 25 May 2020, from Twitter website: https://twitter.com/IntraMednet/status/1179082669902221312

@JostoMaffeo. (2020). ?Josto Maffeo? en Twitter: "?? 5 DÍAS POST MORTEM #COVID19 SIGUE PRESENTE ?? #Evidencias Estudio alemán sobre 12 cuerpos, publicado en 'Annals of Internal Medicine', evidencia la presencia de #RNA del virus en #pulmones, #faringe, #hígado, #riñones,. Retrieved 26 May 2020, from Twitter website:

https://twitter.com/JostoMaffeo/status/1262787328629768202

@LANACION. (2020). LA NACION en Twitter: 'Coronavirus: uno de cada tres argentinos siente depresión y ansiedad por la cuarentena https://t.co/CWVlbjUnrb https://t.co/OmPUUrydBh' / Twitter. Retrieved 7 April 2020, from https://twitter.com/LANACION/status/1244726615902269441

@ListinDiario. (2020). LISTINDIARIO en Twitter: '#CienciaLD | Inmunólogos japoneses observan que la tormenta de citoquinas puede provocar SDRA en pacientes con COVID-19 https://t.co/JXRu2VL87W #ListínDiario https://t.co/AXL3BuyDbt' / Twitter. Retrieved 22 May 2020, from Twitter website: https://twitter.com/ListinDiario/status/1263557738191302660

@MoniVelasquezV. (2020). Mónica Velásquez en Twitter: "La pérdida repentina del olfato y el gusto ha sido señalada como posible síntoma precoz de contagio por coronavirus . La Sociedad Española de Neurología (SEN) apunta que en los últimos días se ha detectado un incremento de pa. Retrieved 22 May 2020, from Twitter website:
https://twitter.com/MoniVelasquezV/status/124282567170

2872064

@Neuro100cias. (2018). Neurocosas en Twitter: "El extraño caso de Phineas Gage. Este obrero vio su cabeza atravesada por una barra de hierro de 3 cm de diámetro. A las 10 semanas su función cerebral estaba recuperada casi al 100%, pero su personalidad cambió radicalmente https: Retrieved 16 May 2020, from Twitter website: https://twitter.com/Neuro100cias/status/957237940412993537

@OACerebro. (2020). Oscar Arias en Twitter: 'Les presento a #SARSCoV2 https://t.co/fwVjhtiGmg' / Twitter. Retrieved 25 May 2020, from Twitter website: https://twitter.com/OACerebro/status/126321608555125553

@osinsaargentina. (2020). OSINSA en Twitter: '#hipoxia silenciosa en #covid19 Más información en nuestra web: https://t.co/NBYpbicPTS https://t.co/3wr6yr1Tn3' / Twitter. Retrieved 21 May 2020, from Twitter website: https://twitter.com/osinsaargentina/status/1260310728554266626

@radio_angelica. (2020). Radio Angélica 99.7 en Twitter: "Desde la aparición de primeros casos de coronavirus en diciembre de 2019, pasando por la declaración de pandemia de la OMS hasta superar ampliamente la barrera del millón de infectados, el nuevo SARS-CoV-2 puso en jaque al. Retrieved 15 April 2020, from Twitter website: https://twitter.com/radio_angelica/status/1249674790983655427

@RadioElite1027. (2020). Radio Elite en Twitter: "La #OMS incluye la dificultad de hablar o de moverse como nuevos síntomas entre los relacionados con el #coronavirus. Entre los síntomas más habituales se encuentran la fiebre, el cansancio, la dificultad para respirar, la opresió. Retrieved 26 May 2020, from Twitter website: https://twitter.com/RadioElite1027/status/1263456070804156421

@radioyskl. (2020). Radio YSKL en Twitter: "El director de la Organización Mundial de la Salud (OMS), Tedros Adhanom Ghebreyesus, anunció que se cambió el nombre del coronavirus a 'COVID-19'. Una abreviación de la enfermedad que causó la muerte de más de 1.000 personas. La p. Retrieved 4 April 2020, from https://twitter.com/radioyskl/status/12272967559869030 40

@rafaelsolana2. (2020). Rafa Sɸlana ?☠ en Twitter: 'Neurona vista al microscopio electrónico de barrido. Créditos : Detectives de la ciencia https://t.co/z0vukoi27w' / Twitter. Retrieved 16 May 2020, from Twitter website:

https://twitter.com/rafaelsolana2/status/125834572548799 2833

@Renzo_Utili. (2020). Renzo en Twitter: '??? ITALIA aisla en rígida Cuarentena a 16 Millones de personas, nadie podrá salir o entrar solo por motivos muy urgentes: mapa https://t.co/jOCVj3DtrS' / Twitter. Retrieved 4 April 2020, from https://twitter.com/Renzo_Utili/status/1236620725018116 101

@shildalys. (2020). hildaly en Twitter: "#coronoavirus 24 d enero 2020: #China pone en cuarentena 8 ciudades más en la provincia d Hubei, atrapando a 35 millones de residentes en sus ciudades. Al cierre d esta edición, 2019-nCoV ha matado a 26 pacientes, todos en China. En. Retrieved 4 April 2020, from https://twitter.com/shildalys/status/1220867654560468998

@tvs_encarnacion. (2020). TVS Encarnación en Twitter: 'Un hombre yace muerto en medio de la calle: la imagen que captura la crisis del coronavirus de Wuhan https://t.co/GYjxwZpY44 https://t.co/cydLbtTP0V' / Twitter. Retrieved 17 May 2020, from Twitter website: https://twitter.com/tvs_encarnacion/status/1223217816960 225280

@vicatallah. (2020). Victor Atallah en Twitter: "La depresión puede cambiar el cerebro. Personas deprimidas más 10 años muestran 30% más inflamación cerebral y Disminuye actividad área prefrontal cerebro, asociado razonamiento, personalidad y juicio. Puede llevar pérdida célu. Retrieved 25 May 2020, from Twitter website: https://twitter.com/vicatallah/status/126179959523713843 2

Riferimenti

Arias, W. L. (2018). Phrenology and its implications: Brief history about a forgotten issue. *Revista Chilena de Neuro-Psiquiatria*, Vol. 56, pp. 36–45. https://doi.org/10.4067/s0717-92272018000100036

Atkinson, R. C., & Shiffrin, R. M. (1968). Human memory: A proposed system and its control processes. In *Psychology of learning and motivation* (Vol. 2, pp. 89–195). Elsevier.

Baig, A. M., Khaleeq, A., Ali, U., & Syeda, H. (2020). Evidence of the COVID-19 Virus Targeting the CNS: Tissue Distribution, Host-Virus Interaction, and Proposed Neurotropic Mechanisms. *ACS Chemical Neuroscience*. https://doi.org/10.1021/acschemneuro.0c00122

Bhargawa, M. (2012). Dimensional Personality Inventory. *National Psychological Corporation, Agra.*

Carod Artal, F. J. (2020). Complicaciones neurológicas por coronavirus y COVID-19. *Revista de Neurología*, *70*(09), 311. https://doi.org/10.33588/rn.7009.2020179

Chandola, D. R. (2016). Is personality of schizophrenics & bipolar patients are similar? *International Journal of Sciences & Applied Research*, *3*(5), 51–59.

Cofran, Z. (2019). Brain size growth in Australopithecus. *Journal of Human Evolution*, *130*, 72–82. https://doi.org/10.1016/j.jhevol.2019.02.006

Collado-Vázquez, S., & Carrillo, J. M. (2014, September 1). Cranial trepanation in The Egyptian. *Neurologia*, Vol. 29, pp. 433–440. https://doi.org/10.1016/j.nrl.2011.05.012

Damasio, H. (2018). Phineas Gage: The brain and the behavior. *Revue Neurologique*, *174*(10), 738–739. https://doi.org/10.1016/j.neurol.2018.09.005

Echavarría, L. M. (2017). Modelos explicativos de las funciones ejecutivas Explanatory models of executive functions. *Revista de Investigación En Psicología*, *20*, 237–247. https://doi.org/10.15381/rinvp.v20i1.13367

Ezpeleta, D., & Garcia, D. (2020). Manual COVID-19 para el neurólogo general. *Sociedad Española de Neurología. Ediciones SEN.*

Feldman, S., Camal Ruggieri, I. N., Cícero, A. M., Ceccarelli, E. A., & Lombardia, E. (2020). *Tratamiento del enfermo crí tico de COVID-19-Rev. 2.*

Frangou, S., Chitins, X., & Williams, S. C. R. (2004). Mapping IQ and gray matter density in healthy young people. *NeuroImage*, *23*(3), 800–805. https://doi.org/10.1016/j.neuroimage.2004.05.027

Gogtay, N., Giedd, J. N., Lusk, L., Hayashi, K. M., Greenstein, D., Vaituzis, A. C., … Thompson, P. M. (2004). Dynamic mapping of human cortical development during childhood through early adulthood. *Proceedings of the*

National Academy of Sciences of the United States of America, *101*(21), 8174–8179. https://doi.org/10.1073/pnas.0402680101

Haines, D. E., Faaa, P. F., & Mihailoff, G. A. (2019). *Principios de Nuerociencia: aplicaciones básicas y clínicas*. Elsevier.

Henry, J. D., & Crawford, J. R. (2005). The short-form version of the Depression anxiety stress scales (DASS-21): Construct validity and normative data in a large non-clinical sample. *British Journal of Clinical Psychology*, *44*(2), 227–239. https://doi.org/10.1348/014466505X29657

Horowitz, M., Wilner, N., & Alvarez, W. (1979). Impact of Event Scale: A measure of subjective stress. *Psychosomatic Medicine*, *41*(3), 209–218.

Hurley, D. (2020). What's Behind the Sharp Increase in Large-Vessel Stroke Risk in Young, Healthy COVID-19 Patients? Retrieved 23 May 2020, from Neurology Today website: https://journals.lww.com/neurotodayonline/blog/breakingnews/pages/post.aspx?PostID=958

Instituto de Salud Carlos III. (2020). Situación de COVID-19 o Coronavirus en España. Retrieved 15 April 2020, from Web Instituto de Salud Carlos III website: https://covid19.isciii.es/

Jankelevich, A., Lacassie Q., H., Carolina Carmona, D.,

Morales, J. F., & Nazar, C. (2020). Recomendaciones para la analgesia o anestesia de pacientes obstétricas con COVID-19. *Revista Chilena de Anestesia, 49*(3), 317–321. https://doi.org/10.25237/revchilanestv49n03.082

Johns Hopkins CSSE. (2020). Coronavirus COVID-19 (2019-nCoV). Retrieved 7 March 2020, from https://www.arcgis.com/apps/opsdashboard/index.html#/bda7594740fd40299423467b48e9ecf6

Jung, K., Shavitt, S., Viswanathan, M., & Hilbe, J. M. (2014). Female hurricanes are deadlier than male hurricanes. *Proceedings of the National Academy of Sciences of the United States of America, 111*(24), 8782–8787. https://doi.org/10.1073/pnas.1402786111

Klok, F. A., Kruip, M. J. H. A., van der Meer, N. J. M., Arbous, M. S., Gommers, D. A. M. P. J., Kant, K. M., … Endeman, H. (2020). Incidence of thrombotic complications in critically ill ICU patients with COVID-19. *Thrombosis Research*. https://doi.org/10.1016/j.thromres.2020.04.013

Luna, K. (2020). Speaking of Psychology: Coronavirus Anxiety. Retrieved 29 February 2020, from APA.org website: https://www.apa.org/research/action/speaking-of-psychology/coronavirus-anxiety

Mark, C. A., Poltavski, D. V., Petros, T., & King, A. (2019). Differential executive functioning in young adulthood as a function of experienced child abuse.

International Journal of Psychophysiology. https://doi.org/10.1016/j.ijpsycho.2018.12.004

Menn, L., & Bastiaanse, R. (2016, November 1). Beyond Chomsky versus Skinner: frequency, language processing and aphasia. *Aphasiology*, Vol. 30, pp. 1169–1173. https://doi.org/10.1080/02687038.2016.1168920

O.M.S. (2020). Preguntas y respuestas sobre la enfermedad por coronavirus (COVID-19). Retrieved 18 April 2020, from Web de la O.M.S. website: https://www.who.int/es/emergencies/diseases/novel-coronavirus-2019/advice-for-public/q-a-coronaviruses

O.N.U. (2014). La OMS y UNICEF son las agencias más respetadas en el mundo. Retrieved 20 March 2020, from Noticias ONU website: https://news.un.org/es/story/2014/05/1301751

Ocaña Montoya, C. M., Montoya Pedrón, A., & Bolaño Díaz, G. A. (2019). Perfil clínico neuropsicológico del deterioro cognitivo subtipo posible Alzheimer. *MediSan*, *23*(5), 875–891.

Odriozola-González, P., Planchuelo-Gómez, Á., Irurtia-Muñiz, M. J., & Luis-García, R. de. (2020). Psychological symptoms of the outbreak of the COVID-19 crisis and confinement in the population of Spain. *Pre-Print*. https://doi.org/10.31234/OSF.IO/MQ4FG

Oxley, T. J., Mocco, J., Majidi, S., Kellner, C. P.,

Shoirah, H., Singh, I. P., ... Fifi, J. T. (2020). Large-Vessel Stroke as a Presenting Feature of Covid-19 in the Young. *New England Journal of Medicine, 382*(20), e60. https://doi.org/10.1056/NEJMc2009787

Partanen, E., Kujala, T., Näätänen, R., Liitola, A., Sambeth, A., & Huotilainen, M. (2013). Learning-induced neural plasticity of speech processing before birth. *Proceedings of the National Academy of Sciences of the United States of America, 110*(37), 15145–15150. https://doi.org/10.1073/pnas.1302159110

Poon, S. T. F. (2016). Identifying and Comparing Mystery and Honesty as Emotional Branding Values in Brand Personality Design. *International Journal Of Recent Scientific Research*, *7*(3), 9241–9248.

Portellano, J. A. (2000). *Introducción a la neuropsicología*. McGraw-Hill España.

Rodríguez-Leor, O., Cid-Álvarez, B., Ojeda, S., Martín-Moreiras, J., Ramón Rumoroso, J., López-Palop, R., ... Moreno, R. (2020). Impacto de la pandemia de COVID-19 sobre la actividad asistencial en cardiología intervencionista en España. *REC: Interventional Cardiology*. https://doi.org/10.24875/recic.m20000120

Selye, H. (1946). The General Adaptation Syndrome and the Diseases of Adaptation. *The Journal of Clinical Endocrinology & Metabolism*, *6*(2), 117–230.

https://doi.org/10.1210/jcem-6-2-117

Shallice, T., & Warrington, E. K. (1970). Independent functioning of verbal memory stores: A neuropsychological study. *The Quarterly Journal of Experimental Psychology*, *22*(2), 261–273. https://doi.org/10.1080/00335557043000203

Solé-Casals, J., Serra-Grabulosa, J. M., Romero-Garcia, R., Vilaseca, G., Adan, A., Vilaró, N., … Bullmore, E. T. (2019). Structural brain network of gifted children has a more integrated and versatile topology. *Brain Structure and Function*, *224*(7), 2373–2383. https://doi.org/10.1007/s00429-019-01914-9

Terán, E. O., & López-Pascual, J. (2019). *Neuroeconomía: Neurociencia, psicología y economía: tres disciplinas en colaboración* (Vol. 35). EMSE.

Thomson, W. (2014). The Head Stands Accused by the Heart! —Depression and Premature Death from Ischaemic Heart Disease. *Open Journal of Depression*, *03*(02), 33–40. https://doi.org/10.4236/ojd.2014.32008

Ti, L. K., Ang, L. S., Foong, T. W., & Ng, B. S. W. (2020, June 1). What we do when a COVID-19 patient needs an operation: operating room preparation and guidance. *Canadian Journal of Anesthesia*, Vol. 67, pp. 756–758. https://doi.org/10.1007/s12630-020-01617-4

Varga, Z., Flammer, A. J., Steiger, P., Haberecker, M.,

Andermatt, R., Zinkernagel, A. S., ... Moch, H. (2020, May 2). Endothelial cell infection and endotheliitis in COVID-19. *The Lancet*, Vol. 395, pp. 1417–1418. https://doi.org/10.1016/S0140-6736(20)30937-5

Wechsler, D. (2012). *Wechsler preschool and primary scale of intelligence—fourth edition.* The Psychological Corporation San Antonio, TX.

Willyard, C. (2020). Coronavirus blood-clot mystery intensifies. *Nature.* https://doi.org/10.1038/d41586-020-01403-8

World Meteorological Organization. (2020). Tropical Cyclone Naming. Retrieved 7 March 2020, from https://public.wmo.int/en/About-us/FAQs/faqs-tropical-cyclones/tropical-cyclone-naming

www.ingramcontent.com/pod-product-compliance
Ingram Content Group UK Ltd.
Pitfield, Milton Keynes, MK11 3LW, UK
UKHW021908190726
13853UKWH00002B/573

9 788835 427711